Gerhard Zarbock

Phasenfahrplan VT: Aufgaben und Strukturierungshilfen für Therapeuten und Supervisoren

Ein triadisches Modell für die Durchführung und Supervision von ambulanten Verhaltenstherapien unter besonderer Betonung der Therapiephasen und entsprechender Aufgaben für Patient, Therapeut und Supervisor im Rahmen der Aus- und Weiterbildung

PABST SCIENCE PUBLISHERS
Lengerich, Berlin, Bremen, Miami,
Riga, Viernheim, Wien, Zagreb

Dr. phil. Gerhard Zarbock
Diplom-Psychologe, Psychologischer und Kinder- und Jugendlichenpsychotherapeut
Bachstr. 48
22083 Hamburg
gzarbock@ivah.de

Bibliografische Information der Deutschen Nationalbibliothek
Die Deutsche Nationalbibliothek verzeichnet diese Publikation in der Deutschen Nationalbibliografie; detaillierte bibliografische Daten sind im Internet über <http://dnb.ddb.de> abrufbar.

Konvertierung: Claudia Döring
Druck: KM Druck, D-64823 Groß-Umstadt

ISBN 978-3-89967-625-9

Vorwort

Dieses Büchlein stellt ein Supervisionskonzept vor, das sich um den Begriff der Aufgabe entwickelt hat. Der Begriff der Aufgabe wird im Sinne der klassischen Aufgabenanalyse (Kosiol, 1978) verstanden, deckt sich aber zu einem großen Teil auch mit der umgangssprachlichen Verwendung des Wortes Aufgabe. Das Kennzeichnende dieses Ansatzes ist, dass es sich hier um einen Supervisionsansatz speziell für die Ausbildungssupervision handelt. Ausbildungssupervision muss sich von der Supervision erfahrener Therapeuten (sogenannte **Peersupervision**) unterscheiden. Der Supervisor muss in der **Ausbildungssupervision** viele Themen (z.B. Suizidalität, Validität von Diagnosen, Komorbidität, Krisenindikatoren, Erfüllung von kassenrechtlichen Formalien) im Blick haben, da er eine wesentliche Verantwortung für das Gelingen der Therapie hat. Idealerweise „kennt" der Ausbildungssupervisor daher den Patienten und hat auch das Störungsmodell „im Kopf" (Vorschlag für eine Fallkonzept-Merkhilfe im Anhang). Der Ausbildungstherapeut fordert auch „Lösungen" vom Supervisor, braucht manchmal konkrete Anleitungen und oft auch Hilfe beim Zeitmanagement. Ergänzend z. B. zu dem Konzept von Lohmann (2001) ist das hier vorgelegte Konzept einer therapiephasen- und aufgabenzentrierten Supervision sehr viel stärker strukturiert und damit auch kontrolliert. Dies ist u. a. auch dadurch begründet, dass Supervision im Ausbildungskontext auch immer Aspekte der Fachaufsicht haben muss und natürlich auch ein didaktisches Mittel zum Kompetenzaufbau und zur Kompetenzüberprüfung noch lernender Psychotherapeuten darstellt.

Dieses kleine Buch richtet sich sowohl an Supervisoren, die in Aus- und Weiterbildungskontexten arbeiten, wie auch an Aus- und Weiterbildungskandidaten. Kennzeichnend für diesen Ansatz ist, dass sowohl für den Patienten, den Therapeuten wie auch den Supervisor Aufgaben definiert werden. Die so definierten Aufgaben werden dann auch so verstanden, dass es prinzipiell die Aufgabe des einen Partners ist, den jeweils anderen Partner bei der Erfüllung seiner jeweiligen Aufgaben zu unterstützen. Die vorrangige Aufgabe des Therapeuten ist es, seinen Patienten bei der Aufgabenerfüllung zu unterstützen. Hierbei setzen wir natürlich voraus, dass der Patient auch mit einem Therapieerfolg belohnt wird, wenn er seine Aufgaben erfüllt. Bei diesen Aufgaben handelt es sich sowohl um implizite Aufgaben, wie z. B. die Termine rechtzeitig wahrnehmen zu können, wie aber auch um explizite Aufgaben, die während der Therapie, z.B. als Hausaufgaben, formuliert werden. Aufgabe des Supervisors ist es dann, den Therapeuten darin zu unterstützen, seine therapeutischen (Führungs-)Aufgaben zu erkennen und dem Patienten entsprechende Aufgaben zu stellen.

Man könnte gegen eine Orientierung an vorab definierten phasenspezifischen Aufgaben einwenden, dass Psychotherapie ein hochindividualisiertes Geschehen zwischen Patient und Therapeut darstellt, das möglichst individuell zu behandeln ist. Der Versuch, ein strukturierendes Supervisionskonzept, wie hier vorgelegt, zu verfolgen, wäre dann ein Fehler und würde die Unzufriedenheit vieler Therapeuten wie auch Supervisoren an einem strukturierten Vorgehen noch verstärken. Trotz dieser für mich sehr gut nachvollziehbaren Einwände und Vorbehalte (die ich in ihrer prägnanten Formulierung meinen Kollegen Fred Christmann und Sascha Gönner aus Stuttgart verdanke) habe ich es doch unternommen, folgendes Konzept zu entwickeln und in der Fachöffentlichkeit zur Diskussion zu stellen. Wichtiger Anlass waren auch die Resultate einer Evaluationsstudie zur Supervision, die deutlich machten, dass zumindest bei der bisher geübten Supervisionspraxis im Rahmen vieler Verhaltenstherapieinstitute die Beurteilungsperspektiven von Supervisand und Supervisor fast keine Übereinstimmungen zeigten (Zarbock, Drews, Bodansky & Dahme, 2009). Dieses hat mich dazu angeregt Möglichkeiten zu suchen, den Supervisionsprozess stärker zu strukturieren und Begrifflichkeiten und Strukturhilfen zu entwickeln, die den Supervisionsprozess nachvollziehbarer gestalten können. Der Begriff der Aufgabe erschien mir hierzu besonders geeignet und es hat im ersten Schritt etwas Faszinierendes, wenn die Komplexität therapeutischen und supervisorischen Geschehens unter Verwendung des alltäglichen Begriffes der Aufgabe beschrieben werden kann.

Ob eine solche Reduktion von Komplexität im Sinne der Aufgabenzentrierung von Supervision für die Praxis ein Gewinn ist, können nur die Leser aus Therapeuten- wie auch Supervisorenperspektive (vielleicht gelegentlich auch aus der Patientensicht) selbst beurteilen.

Mit der Absicht, weitere Strukturierungshilfen zu geben, werden im Anhang dieses Buches auch Materialien zur Verfügung gestellt, die für den Therapie- und Supervisionsprozess hilfreich sein können. Diese Materialien sind oft Resultat zahlreicher Überarbeitungen durch viele Kolleginnen und Kollegen; wenn möglich wurden die Urheber benannt.
Dieses Büchlein konzentriert sich schwerpunktmäßig auf die Durchführung von Einzelsupervision im Bereich der Erwachsenenverhaltenstherapie. Das Prinzip der Aufgabenorientierung könnte natürlich mit gleichem Recht auch auf die Durchführung von Gruppensupervision und auf die Therapie von Kindern und Jugendlichen, dann unter Formulierung neuer und zusätzlicher Aufgaben, ausgedehnt werden.
Mit der Vorlage dieser Arbeit möchte ich auch einen Anstoß zur weiterführenden Diskussion um die Gestaltung, Qualitätssicherung und die Didaktik von Supervision im Aus- und Weiterbildungskontext geben.

Über Rückmeldungen und auch über kritische Stellungnahmen würde ich mich unter der angegebenen E-Mail-Adresse sehr freuen.

Dipl.-Psych. Dr. phil. Gerhard Zarbock
gzarbock@ivah.de

Danksagung

Meinen Mitarbeiterinnen Frau Angelika Raiber und Frau Claudia Gätke möchte ich für die umfangreiche Hilfe bei der Erstellung dieses Typoscriptes außerhalb ihrer Hauptarbeitszeit danken. Mein Mitarbeiter Marko Drews erstellte Auswertungstabellen für die Einschätz- (STEP-SV) und Testskalen (FPV-33).

Die hier mitgeteilten Überlegungen hätten nicht entstehen können, wenn ich nicht selbst auch wiederholt in der Rolle als Supervisand gewesen wäre. Meine Supervisoren waren in der klinischen Verhaltenstherapie Günter Schröder, in der klinischen Hypnose Manfred Prior und Ortwin Meiss, in der Dialektisch-Behavioralen Therapie Martin Bohus und in der Schematherapie Heinrich Berbalk.

Danken möchte ich auch meinen Supervisanden, die ich nun seit über 20 Jahren bei der Entwicklung ihrer verhaltenstherapeutischen Kompetenzen supervisorisch begleiten durfte.

Dieses Buch ist im Kontext des Institutes für Verhaltenstherapie-Ausbildung Hamburg (IVAH gGmbH) und der Arbeit in seinem Ausbildungsausschuss (Martina Fischer-Klepsch, Brigitte Matz-Knocke, Nicole Münchau, Angélique Mundt und Bernhard Dahme) entstanden. Im Rahmen der Ausbildungsorganisation ergaben sich immer wieder wichtige Fragestellungen und Anregungen hinsichtlich der Supervision. Dem DVT, dem Deutschen Fachverband für Verhaltenstherapie, und den beteiligten Personen danke ich für die Unterstützung bei der empirischen Studie zur Supervision, die mit ihren Ergebnissen einen Anlass zur Erstellung des Konzeptes der aufgabenzentrierten Supervision lieferte.

Meine Kollegin Nicole Münchau machte Verbesserungsvorschläge und entwarf spontan didaktisch sehr hilfreiche Abbildungen, die ich alle dankbar eingefügt habe.

Bernhard Dahme gab kritische Rückmeldungen zum Aufbau und zur sprachlichen Gestaltung einer Erstfassung der Arbeit.

Meinen Kollegen Susanne Fricke, Brigitte Matz-Knocke, Fred Christmann und Sascha Gönner danke ich ebenfalls für die Durchsicht einer Erstfassung des Manuskriptes und kritische Anmerkungen, die ich in den Text integrieren konnte.

Katharina Armour, Benjamin Frank und Angélique Mundt genehmigten dankeswerter Weise die Übernahme von Materialien für den Anhang.
Frau Andrea Falge-Kern danke ich für Anregungen aus der Sicht der Ausbildungskandidatin und für den Rat, einen ansprechenden Titel für das Büchlein zu finden.
Meiner Frau Nicole Fabisch danke ich für Ermutigung und Korrekturlesen, Herrn Wolfgang Pabst für die erneute Bereitschaft, ein Buch von mir zu verlegen, und die humorvollen und motivierenden Telefongespräche.
Frau Claudia Döring danke ich für die freundliche Betreuung und das professionelle Layout.

Wiederum verwende ich aus sprachlicher Gewohnheit und besserer Lesbarkeit meist die männliche Form von „Therapeut" und „Patient", wohl wissend, dass die Mehrzahl der Therapeuten Therapeutinnen und die Mehrzahl der Psychotherapiepatienten Patientinnen sind. Hierfür bitte ich meine Leserinnen und Leser um Nachsicht.

Inhaltsverzeichnis

Anhang

1. Einleitung

Supervision ist ein wesentlicher Bestandteil der verhaltenstherapeutischen Ausbildung und trägt durch Modellernen und professionelle Rollenvorbilder erheblich dazu bei, wie ein Therapeut seine Rolle als Psychotherapeut ausfüllen kann. Sie hilft zu klären, welche Ziele er sich setzt, wie er „werden" möchte, was seine beruflichen und ggf. auch allgemein menschlichen Ideale und Werte sind, und wie er seine professionelle Entwicklung mit der Entwicklung seiner Persönlichkeit verbinden kann und möchte.

Trotz der herausragenden und verantwortungsvollen Rolle der Supervision beim Erlernen des Psychotherapeutenberufes und bei der Gewährleistung adäquater Patientenbehandlung ist die empirische und auch theoretisch konzeptuelle Lage unbefriedigend (Willutzki, 2005; Falender & Shafranske, 2006).

Empirisch liegen wenige Forschungsbefunde zur Supervision vor und die vorliegenden Befunde machen deutlich, dass sich Supervisor und Supervisand in ihren Einschätzungen oft erheblich unterscheiden und dass Supervisanden anscheinend zu einem nicht unerheblichen Teil ihre eigentlichen Schwierigkeiten, Probleme und „Fehler" in der Supervision beschönigen oder gar verbergen (Hess et al., 2008).

Eine eigene empirische Arbeit zur Supervision (Zarbock, Drews, Bodansky & Dahme, 2009) konnte zeigen, dass die Perspektiven von Supervisor und Supervisand in Bezug auf Beurteilung der gleichen Supervisionsstunde hinsichtlich der Komponenten supervisorische Beziehung, fallorientierte Klärungsangebote und fallorientiertes Problemlösen nicht (!) signifikant korrelieren (Evaluationsbögen für die Supervisionsstunde im Anhang). Obwohl Supervisor wie Supervisand die gleiche Stunde beurteilten, stimmten sie in ihrer Einschätzung über das Erlebte nicht überein. Da andere Studien (Efstation et al., 1990; Foster et al., 2007) vergleichbare Befunde von mangelnder Übereinstimmung zwischen Supervisor und Supervisand referieren, scheint hier ein grundsätzliches Problem vorzuliegen.

Eine Schlussfolgerung aus diesen Befunden war die **regelhafte Anwendung von Video-Supervision** zu empfehlen, damit besser geklärt werden kann, was eigentlich „Gegenstand" der Supervision ist. Auch der regelhafte und quasi ritualhafte Gebrauch von Strukturierungsfragen (Tabelle 1) zu Beginn und am Ende der Supervisionssitzung erscheint daher empfehlenswert. Auch kann im Rahmen von Ausbildungskontexten ein Supervisionsprotokoll für jede Stunde verpflichtend eingeführt werden (Beispiel im Anhang).

Im Rahmen der Gestaltung von Ausbildungssupervisionen ergeben sich zusammenfassend aus der Sicht und der Verantwortung eines Ausbildungsinstitutes bzw. Ausbildungsverantwortlichen folgende zu lösende Probleme:

1. **Sicherstellung der Behandlungsqualität** (Prozess- und Ergebnisqualität) für den Patienten: Zutreffende Diagnostik, ggf. medizinische Begleitbehandlung, Prognose, Therapiezielbestimmung, Therapiedurchführung und entsprechende Dokumentation, rechtzeitiges Erkennen von Krisen (bes. Sui-

Tab. 1: Strukturierungsfragen für die Supervision

Am Anfang
1. Welche Patienten (Alter, Beruf, Diagnose, Hauptprobleme) in welcher Therapiephase (Stundenzahl) stellen Sie heute vor? 2. Gibt es akute Krisen und Probleme, die eine Fachaufsicht notwendig machen? 3. Bei welchen therapeutischen Aufgaben kann ich Sie heute unterstützen? 4. Welche Wünsche und Anliegen haben Sie heute? Was möchten Sie heute aus der Stunde mitnehmen, damit Sie zufrieden sind? 5. Nachdem der Supervisand auf die Fragen 1 - 4 geantwortet hat: Ergänzend sehe ich für uns heute folgende Aufgaben und Anliegen als wichtig an:
Nach der Supervision
6. Was waren für Sie heute die wichtigsten Themen und Ereignisse in der Supervisionsstunde? 7. Was nehmen Sie an Ergebnissen und Aufgaben für die weitere Therapiedurchführung mit? Alternativ in der aktiveren Rolle: Ich (als Supervisor) möchte Ihnen als Aufgabe mitgeben, dass... Für mich als Supervisor war heute zentral... Gut gefallen hat mir, wie Sie ... dass Sie... 8. Gibt es etwas, was Sie oder ich in der heutigen Stunde hätten besser machen können?

zidalität) und Verschlechterungen bzw. Stagnationen im Therapieverlauf.

2. **Sicherstellung der Supervisionsqualität** (Prozessqualität, Kundenzufriedenheit der Kandidaten) für das Ausbildungsinstitut: Supervision ist wesentlicher Teil des Ausbildungsangebotes eines Ausbildungsinstitutes. Da jeder Kandidat nach den Bestimmungen der Ausbildungs- und Prüfungsverordnung mindestens drei Supervisoren haben muss, ergibt sich hier die Frage, wie diese drei Supervisionsprozesse so gestaltet werden können, dass sie aufeinander aufbauen, dass die beteiligten Supervisoren sich didaktisch austauschen und dass individuelle Lernprozesse für einzelne Kandidaten zielführend gestaltet werden können.
3. **Sicherstellung des Ausbildungserfolges** (Ergebnisqualität) für den Kandidaten: Hinreichender Erwerb von Wissen und Fertigkeiten des Ausbildungskandidaten. Hier sind zahlreiche Lernziele in Bezug auf Diagnostik und Therapie (s. z.B. Schmelzer, 1997, S. 429ff) zu erreichen.

Um diesen unterschiedlichen Interessen und Aufgaben gerecht werden und um an den „Schnittstellen" Transparenz herstellen und Kommunikation erleichtern zu können, stellen sich erhebliche Anforderungen an die Strukturqualität eines Ausbildungsinstitutes und seine organisatorischen Abläufe hinsichtlich der Supervision.
Die oben referierten Befunde zur mangelnden Übereinstimmung in den Beurteilungen von Supervisor und Supervisand führten auch zu der Überlegung, neben Videoeinsatz und Strukturierungsfragen eine höhere Übereinstimmung in der Einschätzung der in der Supervision ablaufenden Prozesse durch die Einführung einer gemeinsamen **„supervisionsbezogenen Begrifflichkeit"** zu erreichen.
In dieser Arbeit wird der Versuch gemacht, im Rahmen verhaltenstherapeutischer Ausbildungssupervision den **Supervisionsprozess** durch die regelhafte Verwendung einer expliziten Benennung der **Therapiephasen** und von **phasenspezifischen Aufgaben für alle Beteiligten (Patient, Therapeut, Supervisor)** stärker zu strukturieren. Somit wird eine verbindliche Begrifflichkeit eingeführt, an der sich sowohl Supervisor wie Supervisand orientieren sollten. Zusätzlich können durch den Gebrauch entsprechender Supervisionsprotokolle und Fallreflexionsbögen zusätzliche Strukturierungsmöglichkeiten entstehen (s. Anhang).

Die Formulierung von therapeutischen Aufgaben folgt einem Vorschlag von Greenberg (2007). Dieser überträgt das Konzept der **Aufgabenanalyse** („task analysis") auf den Bereich der Psychotherapie. Nach Greenberg ist die Hauptstrategie der Aufgabenanalyse die Zerlegung von therapeutischen Aufgabenausführungen („therapeutic performances") in Ziele, Teilziele und zugeordnete Aktivitäten. Zielführende Aktivitäten werden auch als Kompetenzen bezeichnet, da diese Kompetenzen Fähigkeiten zur erfolgreichen Lösung der anstehenden (Teil-)Aufgabe darstellen.

Das Kennzeichnende des hier vorgestellten Supervisionsansatzes ist es, dass der Begriff der Aufgabe benutzt wird, sowohl für den Patienten wie auch den Therapeuten und den Supervisor entsprechende therapiephasenspezifische Aufgaben zu formulieren. Der Patient muss bestimmte Aufgaben bewältigen, damit seine Therapie erfolgreich ist. Der Therapeut hat ebenfalls zahlreiche Aufgaben, von deren erfolgreicher Erfüllung der Fortschritt der Therapie abhängt, und auch für den Supervisor lassen sich entsprechende Aufgaben formulieren. Die Aufgaben von Patient, Therapeut und Supervisor sind dadurch aufeinander bezogen, dass jeder den anderen bei der Erfüllung seiner Aufgaben unterstützt: Der Therapeut benennt entsprechende Aufgaben für den Patienten und unterstützt diesen bei der erfolgreichen Bewältigung. Der Supervisor wiederum unterstützt den Therapeuten dabei seine Aufgaben zu erkennen und erfolgreich zu lösen. Auch stellt der Patient seinem Therapeuten zumindest implizite Aufgaben. Wir können also von einer Therapie-Aufgaben-Triade sprechen (vgl. Abb.1).

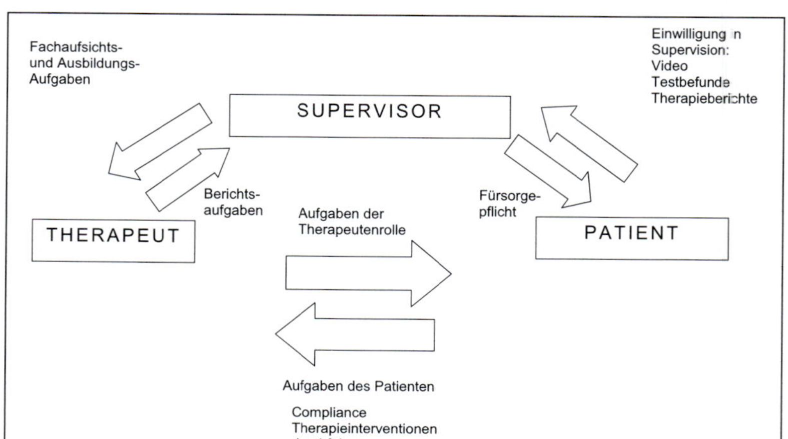

Abb. 1: Die Therapie-Aufgaben-Triade

Neben dem Konzept der **Aufgabe** kann der Supervisionsprozess auch durch eine Orientierung an einem **Phasenmodell des Therapieablaufs** stärker strukturiert werden. Da eine VT in Bezug auf Ziele, Methoden und Zeitumfang vorab geplant wird, bietet es sich an, den zeitlichen Verlauf von verhaltenstherapeutischen Therapie- und Supervisionsprozessen in einem **VT-Phasenmodell** abzubilden. In einem solchen Phasenmodell sind dann die im Zeitverlauf zu stellenden Aufgaben konkretisiert, deren erfolgreiche Erfüllung dann zur Zielerreichung führen soll.

2. Das Phasenmodell des Therapieablaufs einer VT

Das Phasenmodell des Therapieablaufs bietet ein Modell, mit dem der Supervisor den Therapieprozess und das professionelle Verhalten des Therapeuten und des Patienten analysieren kann. Zentral für das Modell ist, wie schon oben ausgeführt, die **Formulierung von phasenspezifischen Aufgaben** für alle an der Therapie Beteiligten.

In Anlehnung an Linden, Langhoff & Milew (2007) und Zarbock (2008) fassen wir den Verlauf einer VT als Aufeinanderfolge spezifischer und inhaltlich (Therapieinhalte) wie auch formal (angewandte Methoden, Sitzungsfrequenz, -dauer, Interaktionsgeschehen) unterschiedlich bestimmter Phasen auf. Durch alle Phasen hindurch erfolgt eine kontinuierliche Beziehungs- und Motivationsarbeit durch den Therapeuten. Bei den Therapiephasen unterscheiden wir im Rahmen ambulanter Therapiedurchführung den Erstkontakt, die Probatorik, eine Start-, Zentral-, Selbstregulations-, Beendigungs- und eine Follow-up-Phase der Therapie.

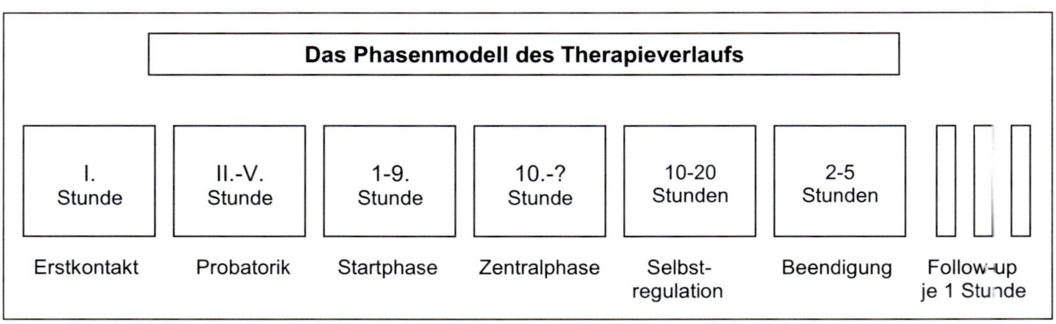

Abb. 2: Das Phasenmodell des Therapieverlaufs

Es werden für die einzelnen Phasen spezifische Aufgaben für den Patienten, für den Therapeuten wie auch für den Supervisor formuliert und es werden gleichzeitig Indikatoren dafür bestimmt, ob die Aufgaben erfolgreich gemeistert wurden (Erfolgsindikatoren). Ergänzend werden Überlegungen zu mögli-

chen Hindernissen und Fallstricken zur Misserfolgsprophylaxe vorgestellt.
Da eine explizite Formulierung von Aufgaben für den Patienten und Therapeuten als Strukturierungshilfe für Verhaltenstherapien nicht selbstverständlich ist, wird in der unten folgenden Darstellung die Darstellung der Aufgaben in Reihenfolge Patient-Therapeut-Supervisor vorgenommen. Über die Phasen und ihre Aufgaben wird im Folgenden ein Überblick gegeben.

3. Der Erstkontakt

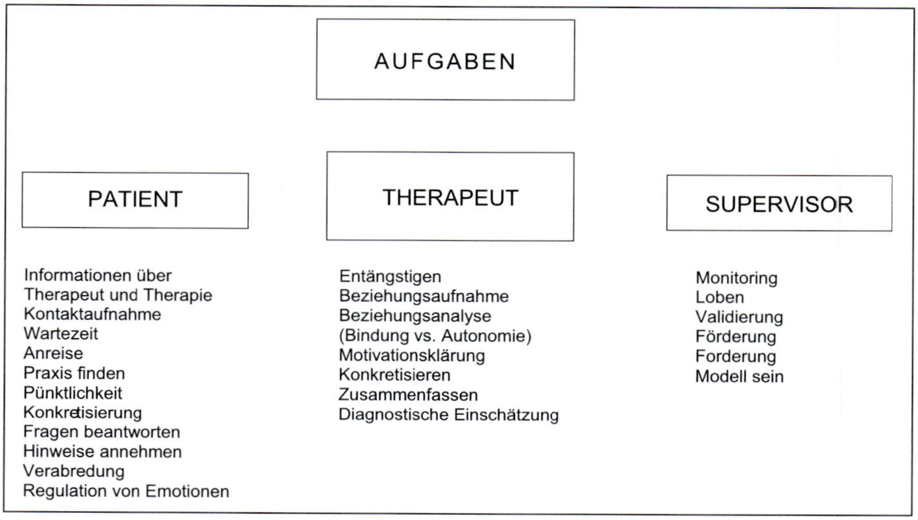

Abb. 3: Aufgaben im Erstkontakt

Aufgaben (Ziele) für den Patienten in der Erstkontaktphase

Schon vor dem Erstkontakt, also der ersten Stunde oder Doppelstunde, in der der Patient zum ersten Mal seinem Therapeuten gegenübersitzt, stellen sich dem Patienten Aufgaben, die er erfolgreich bewältigen muss: Einholen erster Informationen über den Therapeuten, den Ort der Therapie und ggf. auch das Therapieangebot. Weiterhin Organisation des eigenen Lebensalltags, so dass ein Erstgespräch überhaupt wahrgenommen werden kann, telefonische oder andere Kontaktaufnahme mit dem Therapeuten, um einen Erstgesprächstermin zu vereinbaren, überbrücken der ggf. notwendigen Wartezeit, tatsächliche „Anreise" zur Praxis oder zur Arbeitsstätte des Therapeuten inklusiv pünktlichem Erscheinen.

Steht dann der Patient dem Therapeuten Auge in Auge gegenüber und beginnt das Gespräch, hat der Patient weitere Aufgaben: Er muss eine erste Schamschwelle überwinden und seine Beschwerden darstellen, er muss sein Therapieanliegen kon-

kretisieren, er muss auf die Fragen des Therapeuten antworten können und wollen und die Anregungen oder Hinweise des Therapeuten im Erstgespräch schon aufnehmen und sich ggf. auch merken können.
Etwaige konkretisierende oder sogar konfrontierende Rückmeldungen über Krankheitsdiagnose oder Entstehungsursachen der Krankheit sind zu verarbeiten. Durch den therapeutischen Kontakt ausgelöste negative Gefühle wie Angst vor Kontrollverlust, Fehlbehandlung, Scham vor Selbstentblößung oder Angst vor Versagen sind dementsprechend vom Patienten zu regulieren.

Aufgaben (Ziele) für den Therapeuten in der Erstkontaktphase

Die Aufgaben des Therapeuten bestehen generell darin, dem Patienten bei der Bewältigung seiner Aufgaben zu helfen. Zur Überwindung der Schamschwelle wird der Therapeut den Patienten durch sein verbales und nonverbales Verhalten entängstigen, ihn willkommen heißen und dem Patienten eine schrittweise Annäherung an die Therapiesituation anbieten (z.B. vom Small talk zu spezifisch therapeutischen Nachfragen und Bemerkungen). Schon in den ersten Kontaktmomenten hat der Therapeut die Aufgabe, mögliche dysfunktionale Erwartungen oder störende „Übertragungshaltungen" des Patienten (z. B. übertriebenes Misstrauen, Überanpassung, interaktionelle Feindseligkeit) zu erkennen und im Sinne eines Beziehungstests darauf zu reagieren. In der Verhaltenstherapie wird der Therapeut hierzu verschiedene Angebote machen und vor allen Dingen versuchen, die in der Erstgesprächssituation aktualisierten Bedürfnisse des Patienten entweder nach Bindungssicherheit oder nach Autonomiewahrung und Orientierung und Kontrolle zu erkennen und entsprechend zu befriedigen. Im Sinne einer fortlaufenden Beziehungsanalyse sollte der Therapeut mit seinem „Beziehungsohr" hören und versuchen entsprechende korrigierende Antworten zu geben. Mit dem „Motivationsohr" versucht der Therapeut schon von Anfang an zu verstehen, warum und wie der Patient unter der Störung leidet und warum er sie gerade jetzt und ggf. auch in diesem speziellen Behandlungsangebot behandelt wissen möchte. Gleichzeitig wird der Therapeut sich bemühen, etwaige Hindernisse und Einschränkungen zu erkennen, die der Patient bei der Behandlung seiner Störung selbst erwartet und berich-

tet oder aber die aus seinen Schilderungen erschlossen werden können.
In Bezug auf die Symptomatik oder auf weitere psychosoziale Probleme hat der Therapeut die Aufgabe, durch verschiedene Fragestrategien vom Patienten Gesagtes zu konkretisieren, nachzufragen, zusammenfassend rückzumelden oder ggf. den Patienten auch schon Zusammenhänge geleitet entdecken zu lassen. Hierbei hat der Therapeut auch die Aufgabe, etwaige Widersprüche in der Schilderung des Patienten zu erkennen und diese selbstwertschonend unter Berücksichtigung der Beziehung rückzumelden. Gegen Ende der Stunde, ggf. schon während der Stunde, wird der Therapeut seine Eindrücke zusammenfassen und der Therapeut hat dann die Aufgabe, zu erkennen, wie der Patient diese Eindruckszusammenfassung auffasst und verarbeitet. Auch am Ende des Erstkontaktes hat der Therapeut die Aufgabe, schon aufgrund der vorliegenden Informationen die Notwendigkeit weiterer Diagnostik zu plausibilisieren, aber auch schon mögliche Wege der Therapie zu skizzieren, ohne dass er sich beim vorliegenden Kenntnis- und Informationsstand schon zu sehr festlegen lassen kann.
Weitere Aufgaben des Therapeuten sind, vom Patienten Feedback über die Stunde einzuholen, einen weiteren Termin zu vereinbaren oder schon jetzt weitere Therapievoraussetzungen (z.B. notwendige ärztliche Untersuchungen) anzusprechen oder sogar Notfallsituationen mit unmittelbarem Handlungsbedarf (bei Suizidalität) zu bewältigen.

- ✓ Notfallhandeln indiziert?
- ✓ Schamschwelle erniedrigt?
- ✓ "Übertragungshaltungen" erkannt? ("Beziehungsohr")
- ✓ Grundbedürfnisse balanciert und befriedigt?
- ✓ "Motivationsohr": Leidensdruck, Therapieanliegen?
- ✓ Überblick: Leitsymptome?
- ✓ Überblick: Lebensprobleme?
- ✓ Therapieregeln erklärt?
- ✓ Informations- und Aufklärungsbedürfnis des Patienten befriedigt?

Checkliste 1: Therapeutenaufgaben Erstkontakt

Aufgaben (Ziele) für den Supervisor in der Erstkontaktphase

Aufgabe des Supervisors ist es wiederum hauptsächlich nachzuverfolgen (Monitoring), ob und wie der Therapeut seine notwendigen Aufgaben in der Erstkontaktphase erfüllt. Hier wird der Supervisor bei guter Performance die gute Aufgabenbewältigung des Therapeuten loben und verstärken. Bei unteroptimaler Aufgabenbewältigung ist es Aufgabe des Supervisors dieses (selbstwertschonend) zu problematisieren und mit dem Therapeuten geleitet zu entdecken, welche Gründe für die unteroptimale Aufgabenbewältigung vorliegen. Dies können Wissens- oder Fertigkeitsmängel sein, oder aber ggf. auch emotionale Widerstände oder sonstige persönliche Hindernisse, wie z.B. mangelnde Stundenvorbereitung oder persönliche Belastungen, die zu unteroptimalen Leistungen führen. Zur Überblicksgewinnung nach dem Erstkontakt hat sich unten dargestellte Frageroutine bewährt, die der Supervisor dem Therapeuten nahe bringen kann.

Erfolgsindikatoren in der Erstkontaktphase

Patient: Der Patient entspannt sich sichtbar in der Stunde, er quittiert verbal und nonverbal. Weitere Erfolgsindikatoren sind natürlich darin zu sehen, dass der Patient überhaupt zur nächsten Stunde wiederkommt und den Fragebogen ggf. schon aus-

Tab. 2: Fragen zur Überblicksgewinnung im Erstkontakt

1. Wie habe ich als Therapeut emotional, physisch, kognitiv (automatische Gedanken), behavioral (Handlungsimpulse) auf den Patienten reagiert?
2. Was für eine Beziehungsdynamik ("Beziehungsspiel") hat sich hergestellt?
3. Gibt es Anlässe für Notfallhandeln (Selbst-, Fremdgefährdung, sonstige akute Krisenzuspitzungen)?
4. Welche Leitsymptome (gem. ICD-10) wurden deutlich (berichtet, erfragt, beobachtet)?
5. Was sind die wichtigsten aktuellen Sorgen und Lebensprobleme des Patienten?
6. Was sind meine wichtigsten 3 Aufgaben in der nächsten Stunde?

gefüllt hat und dass er aus der Vorstunde Fragen und Überlegungen mitbringt und nicht einfach den Erstkontakt quasi vergessen hat.

Therapeut: Auch für den Therapeuten besteht ein subjektiver Erfolgsindikator darin, dass er nach dem Erstkontakt das Gefühl hat, den Patienten erreicht und eine erste positive therapeutische Beziehung aufgebaut zu haben. Gerade zu Beginn seiner Therapeutentätigkeit wird es nach dem Erstkontakt noch viele offene Fragen geben und nicht alle formalen Erfordernisse dürften optimal bewältigt worden sein.

Supervisor: Sieht der Supervisor den Therapeuten nach dem Erstkontakt und vor weiteren Kontakten, ist es ein Erfolgsindikator, wenn es ihm gelingt den Therapeuten angesichts der Flut von Informationen, Eindrücken, offenen Fragen und „Aufgaben" erst einmal zu entlasten und ihn zu unterstützen, den „Wald" (=klinischer Gesamteindruck) zu sehen, obwohl er noch nicht alle Bäume (Einzelfakten) kennt.

Hindernisse oder Fallstricke in der Erstkontaktphase

Patient: Aus Sicht des Patienten dürfte eine Misserfolgsquelle darin bestehen, dass er den Therapeuten persönlich nicht mag, den professionellen Umgangsstil des Therapeuten entweder als zu unsicher, „weich" und zögerlich oder aber als zu forsch, uneinfühlsam und direktiv erlebt. Eine Misserfolgsquelle von Patientenseite ist auch dann gegeben, wenn der Patient eine schnelle Problemlösung im Sinne eines Expertenrates erwartet oder sich eine sofortige problembeseitigende Hypnose vorstellt.

Therapeut: Eine wichtige Misserfolgsquelle im Erstkontakt besteht darin, dass der Therapeut entweder zu formal und rigide orientiert ist oder aber zu unsicher und somit inkompetent wirkt, so dass die Erwartungen und Bedürfnisse des Patienten nachhaltig frustriert werden und er daher nicht mehr wiederkommt. Gemeinsam mit dem Supervisanden könnte der Supervisor im Sinne einer paradoxen Intervention einmal überlegen, was man alles tun könnte, damit der Patient abgeschreckt wird und nicht wiederkommt. Folgende unvollständige Liste mag dabei helfen: Den Patienten wegen geringfügiger Verspätung kritisieren, schon am Beginn auf das Ausfallhonorar hinweisen, betonen, dass der Patient sich selbst helfen muss, hinweisen, dass ohne gewissenhafte Hausaufgabenerfüllung die

Therapie sowieso keinen Zweck mache, daran zweifeln, dass der Patient sich „wirklich" ändern will, Blickkontakt vermeiden, geistesabwesend in Akten oder Formularen blättern. Oder man könnte, die eigene Unsicherheit betonend, die Stunde vollkommen unstrukturiert lassen, häufiger sagen „wenn Sie meinen...", zu jedem Problemverhalten des Patienten verständnisvoll mit dem Kopf nicken und seufzen, dem Patienten vollständig die Führung überlassen, jede eigene emotionale Erregung außer mitschwingender Traurigkeit unterdrücken, keinerlei psychologische Erklärungen oder Mutmaßungen abgebeben, keinerlei Fachbegriffe verwenden, keine Regeln und Rahmenbedingungen der Therapiedurchführung (wie Krankenscheinabgabe, pünktliche Terminwahrnehmung, rechtzeitige Absagen) ansprechen, keine Forderungen artikulieren, sich mit einem schlappen Händedruck und der Frage „Hat es Ihnen gefallen und mögen sie denn überhaupt wiederkommen?" verabschieden.
Auch sollte der Supervisor mit dem Therapeuten einmal seine individuellen **„Unsicherheiten", Defizite und Exzesse in der Therapeutenrolle** herausarbeiten. Wo hat der Therapeut vermeidende Anteile, wo sind dysfunktionale Vermeidungspläne (z.B. „Vermeide Enttäuschung", Vermeide Forderungen zu stellen") oder Kompensationsstrategien und Verhaltensexzesse (z.B. „zu viel reden, um Unsicherheit zu überspielen", „immer nur lächeln", „dem Patienten die Führung überlassen", „zu lieb sein") aktiv? In der Supervision kann der Supervisor auch **Zielvereinbarungen** mit dem Therapeuten hinsichtlich anzustrebender Interaktionskompetenzen (z.B. Patienten auch fordern, Grenzen setzten, Stunden strukturieren, Non-Compliance konfrontieren) abschließen und die Zielerreichung dann aktiv in den nächsten Supervisionsstunden anhand von Videoausschnitten überprüfen.
Es geht bei der Misserfolgsprophylaxe im Sinne eines Annäherungsprimings (Zarbock, 2008) darum, dass der Patient motiviert wird, sich an die therapeutische Situation und ihre impliziten wie expliziten Aufgaben anzunähern. Freundlichkeit, komplementäre Beziehungsgestaltung („Was wünscht der Patient von mir an Angeboten?"), Entängstigung und „Bemühungen" um den Patienten können Unsicherheiten, Vermeidungshaltungen, Vorbehalte und Ängste beim Patienten reduzieren. Natürlich hat der Therapeut auch die Aufgabe, kompetent zu wirken, Vertrauen zu wecken, Unübersichtliches und Diffuses zu ordnen und Besserungshoffnung zu induzieren. Verbale

Tab. 3: Hindernisse im Erstkontakt beim Therapeuten

– Hohe Rigidität – Soziale Inkompetenz – Kritik wegen z. B. Zu-spät-Kommen – Zu Beginn auf Ausfallhonorar hinweisen – Betonung auf Selbsthilfe – Gewissenhaftes Auf-Hausaufgaben-Hinweisen – Zweifeln an Veränderungsmotivation – Blickkontakt vermeiden – Ohne Struktur sein – Keine psychologischen Erklärungen geben – Keine Klärung der Patientenerwartungen – Keine Darstellung der Rahmenbedingungen

wie nonverbale Kompetenzmarker können im Video von Supervisand und Supervisor verstärkend analysiert werden.

Supervisor: Eine Misserfolgsquelle im Verhalten des Supervisors in Bezug auf das Gelingen der Supervision und der durchgeführten Therapie kann in der Über- oder auch Unterforderung des Supervisanden liegen. Gerade Anfänger finden es oft zu Anfang ihrer eigenständigen Therapeutentätigkeit sehr schwierig, die notwendigen Einzelinformationen vom Patienten zu erfragen oder zu erheben (z.B. Erstellung eines detaillierten psychopathologischen Befundes, s. Anhang), den weiteren Ablauf der probatorischen Sitzungen mit den notwendigen formalen Erfordernissen (z.B. Einholung des Konsiliarberichtes, s. Anhang) vorzubereiten, ein komplementäres Beziehungsangebot zu machen und gleichzeitig auch noch einen ersten Gesamteindruck vom Patienten, seiner Problematik und seinem Therapieanliegen zu erhalten.

Der Supervisor hat hier Validierung („Es ist schwierig so vieles fast gleichzeitig berücksichtigen und leisten zu müssen"), Förderung („durch das Angebot von Routinen und Strukturhilfen") und Forderung („ bessere Vorbereitung und Strukturierung der Stunde, Nachbearbeitung und zielführende Dokumentation im Anschluss an die Therapiestunde") entsprechend den individuellen Erfordernissen bei unterschiedlichen Therapeuten zu balancieren. Für die Gewinnung und Gewichtung der Einzelinformationen hinsichtlich des Patienten kann sich der Supervisor z.B. an den in Tabelle 2 aufgelisteten Fragen orientieren. Durch geleitetes Entdecken und sondierendes Fragen kann der Supervisor auch ein Modell für den Therapeuten abgeben, wie man einen Prozess schon von Anfang an aktiv führen kann („Wer fragt, der führt"), ohne dabei unfreundlich oder überfordernd zu wirken. Durch eine solche Parallelisierung von Supervisions- und Therapieprozess kann der Therapeut am Modell des Supervisors wichtige Kompetenzen erwerben.

4. Die Probatorischen Sitzungen

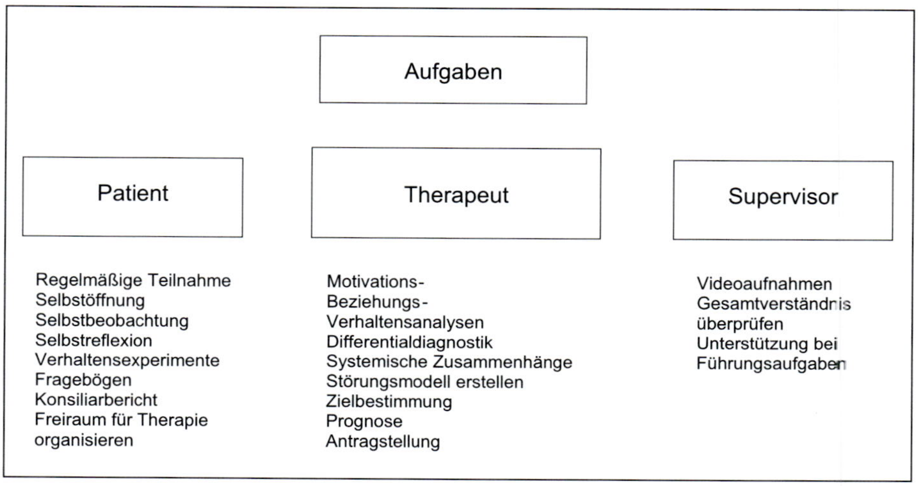

Abb. 4: Aufgaben in den probatorischen Sitzungen

Die **Aufgaben für den Patienten in den probatorischen Sitzungen** bestehen in der regelmäßigen Teilnahme an den Sitzungen, in einer hinreichenden Selbstöffnung und in dem Bericht über seine Beschwerden, aber auch in einer verstärkten und von der Therapie angeleiteten Form von Selbstbeobachtung und Selbstreflektion, ggf. auch schon in der Durchführung kleiner diagnostischer Verhaltensexperimente.

Weitere Aufgabe des Patienten ist es, zu dem Therapeuten eine Beziehung aufzunehmen und den Therapeuten sozial als einen Menschen zu konstruieren, dem er als Patient vertrauen kann und will. Weiterhin hat der Patient auch die Aufgabe, an der Gestaltung der formalen Rahmenbedingungen mitzuwirken. So sind ggf. medizinische Befunde einzuholen oder der Patient muss Unterlagen besorgen oder vom Therapeuten ausgegebene Fragebögen ausfüllen. Ggf. hat der Patient auch in seinem sozialen Umfeld die Aufgabe, seine Inanspruchnahme einer Psychotherapie zu rechtfertigen oder sogar durchzusetzen. Vielleicht ist es auch notwendig, dass in der Familie, bei der Kinderbetreuung oder auch beim Arbeitgeber entsprechende Freiräume für die Therapietermine reklamiert werden müssen.

Aufgaben (Ziele) für den Therapeuten in den probatorischen Sitzungen. Dem Therapeuten obliegt es nun auch weiterhin die Beziehungs- und Motivationsanalyse, die er schon im Erstkontakt unternommen hat, weiter auszugestalten, insbesondere wenn bei der Beziehungsaufnahme zum Therapeuten oder der Motivation (Anzeichen für „Widerstand") Schwierigkeiten oder Probleme deutlich werden.
Gleichzeitig muss er während der probatorischen Sitzung quasi auf einem 3. und 4. Gleis fahren. Er muss sich über den konkreten Ablauf der Symptome ins Bild setzen und hier im Sinne der Verhaltensanalyse funktionale Bedingungszusammenhänge erkennen. Gleichzeitig muss er versuchen, den internalen und externalen (interaktionellen, psychosozialen) Hintergrund der Symptomatik zu begreifen. In den ersten probatorischen Sitzungen muss der Therapeut also durch eine strukturierte Explorationstechnik genügend Material sammeln, so dass er das weite Feld der **psychosozialen Lebensumstände** wie aber auch die inneren **Verarbeitungsprozesse** des Patienten sondieren kann. Schon relativ frühzeitig wird sich der Therapeut auch bemühen, die geklagten Symptome einer oder mehrerer Störungen nach dem **ICD-10** zuzuordnen, ggf. sind hier Symptomchecklisten einzusetzen und es sind **differentialdiagnostische Fragen** (z.B.: Liegt eine Psychose vor?, Gibt es neurologische, pharmakologische (Medikationsnebenwirkungen!) oder internistische (Mit-)Ursachen der Symptomatik?) zu klären. Auch ist eine **Testdiagnostik** hilfreich. Hier sollte ein breit angelegter Test zur psychopathologischen Belastung und zum psychosozialen Funktionsniveau (Lutz, Schürch, Stulz, Böhnke, Schöttke et al., 2009; ein weiteres Beispiel im Anhang) vorgegeben werden. Ein solcher Test kann dann zum psychometrischen Erfolgsmonitoring in regelmäßigen Abständen eingesetzt werden. Bei ausgeprägten symptomatischen Störungen sollte auch ein störungsspezifischer Test (Übersicht bei Fydrich, Laireiter, Saile & Engberding, 1996) eingesetzt werden. Gleichzeitig hat der Therapeut die Aufgabe, ein vorläufiges (und auch im Therapieverlauf zu ergänzendes oder gar zu korrigierendes) individualisiertes Störungsverständnis zu erarbeiten. Hierbei ist es hilfreich, wenn der Therapeut das Störungsverständnis so skizziert und visualisiert, dass er es dem Patienten als sein individuelles Störungsmodell mit nach Hause ge-

ben kann. In diesem Zusammenhang bietet es sich auch an, nach prägnanten Lebensthemen des Patienten zu suchen. Viele Patienten haben Lebenserfahrungen gemacht, die sich gut unter ein oder mehrere Leitbegriffe oder -sätze stellen lassen. Typische Beispiele hierfür wären: Opfer sein, Wertlosigkeit, Unfähigkeit, Hilflosigkeit, bedroht werden, ausgeschlossen sein, abgelehnt werden. Solche Lebensthemen werden auch sehr gut in der Schematherapie (Roediger, 2008, Young & Klosko, 2006) in Form von 18 unterscheidbaren Schemata konzeptualisiert und können in diesem Sinne auch für die VT sehr hilfreiche Anregungen bieten. Für Patienten ist es oft ein beeindruckender „Aha-Effekt", wenn solche Lebensthemen als früh angelegte und im späteren Leben oft wiederkehrende Muster des Erlebens und Verhaltens aus der Biografie herausgearbeitet werden können. Das Störungsmodell darf und sollte ruhig plakativ sein und in der Regel nicht mehr als die im Kurzzeitgedächtnis merkbaren 5 bis maximal 7 Elemente enthalten. Zusätzlich wird der Therapeut auch vorgefertigte **Psychoedukationsmaterialien** zu **Störungsbildern** und ggf. auch zum Verlauf und den **Rechten und Pflichten des Patienten und Therapeuten** in der Verhaltenstherapie austeilen und besprechen. Während der probatorischen Sitzungen hat der Therapeut auch umfangreiche Dokumentationsaufgaben, da er sukzessive (vgl. Zarbock, 2008) an der Erstellung des Therapieantrages arbeiten wird, indem er Schritt für Schritt die notwendigen Informationen nach den Vorgaben der Psychotherapierichtlinien zielführend organisiert. Gegen Ende der probatorischen Sitzungen hat der Therapeut die Aufgabe, mit dem Patienten noch einmal definitiv das Für und Wider einer Therapie zu erörtern und hierbei auch gemeinsam mit dem Patienten die möglichen Ziele der Therapie zu erörtern. Hierbei müssen in einem **Ziel-Konsens-Prozess** die Ziele des Therapeuten und die Ziele des Patienten aufeinander abgestimmt werden. Auch die Frage der **Prognose**, der Wahrscheinlichkeit einer positiven Änderung der Beschwerden durch die Therapie, muss erörtert werden. Lange Erkrankungsdauer, erfolglose Vortherapien, multiple und chronische psychosoziale Belastungen und Konflikte, langjährige Arbeitsunfähigkeit oder bevorstehende Rentenanträge sowie wenig Eigeninitiative und über mehrere Lebensbereiche generalisiertes und ausgeprägtes Vermeidungsverhalten können auf eine **eingeschränkte Umstellungsfähigkeit** des Patienten hinweisen. Eine Therapieaufnahme ist dann oft nicht angezeigt.

- ✓ Widerstands- und Motivationanalysen begleitend durchgeführt?
- ✓ Alle Symptome vollständig erhoben?
- ✓ Sozialmedizinischer Status erhoben (AU-Zeiten, Rentenverfahren, Vorbehandlungen, Inanspruchnahmeverhalten)?
- ✓ Psychoedukationsmaterialien ausgeteilt und besprochen?
- ✓ Testdiagnostik einbezogen, quartalsweise Re-Testungen angekündigt?
- ✓ Übergeordnete Lebensthemen (z.B. ausgenutzt werden, Opfer sein, unfähig sein, hilflos sein, abgelehnt werden, ausgeschlossen werden, verlassen werden, wehrlos sein, wertlos sein) erkannt?
- ✓ Differentialdiagnostik, inkl. psychischem und somatischem Befund durchgeführt?
- ✓ Psychopharmakamedikation abgeklärt (Indikation, Fehlindikation, Missbrauch)?
- ✓ Zentrale Bedingungs-Hypothesen (Problembereiche-Symptome) erstellt?
- ✓ Störungsmodell vom Patienten quittiert?
- ✓ Beziehung tragfähig?
- ✓ Prognose (Umstellungsfähigkeit, Ressourcen, Chronifizierungsgrad) ausreichend?
- ✓ Realistische Ziele formuliert (Änderungs-, Akeptanz-, Erhaltungsziele)?
- ✓ Therapie-Ziel-Konsens vorhanden?
- ✓ Patientenziele operationalisiert und skaliert (Goal attainment scaling)?
- ✓ Explizites Therapie-Committment?
- ✓ Alle Formalien erledigt (Konsiliarbericht, Antragstellung)? (Checkliste s. Anhang)
- ✓ Bericht an den Hausarzt vereinbart oder explizit abbedungen?

Checkliste 2: Therapeutenaufgaben Probatorik

Am Ende der probatorischen Sitzungen sollten dann auch die Therapieziele aus Patientensicht formuliert und dokumentiert (Zielprotokoll im Anhang) und ein mündlicher oder ggf. auch schriftlicher formaler **Therapievertrag** zustimmungsreif sein.

Aufgaben (Ziele) für den Supervisor während der probatorischen Sitzungen

Neben dem Monitoring, ob der Therapeut seine Aufgaben entsprechend erfüllt, wird der Supervisor aufgrund seines umfänglicheren Störungs- und Änderungswissen überprüfen, ob die Problematik des Patienten vom Therapeuten zutreffend konzeptualisiert ist. Gleichzeitig kann er aufgrund von **Videoaufnahmen** der probatorischen Sitzung prüfen, inwieweit es dem Therapeuten gelingt, die Beziehungs- und Motivationsanalyse mit der Exploration des symptomspezifischen Geschehens wie auch der Hintergrundfaktoren zu balancieren. Der Bericht des Therapeuten über den Patienten und die Therapie sollte regelmäßig durch Videoaufnahmen ergänzt werden.
Nur so ist eine wirkliche **„Außenperspektive"** auf den Therapieprozess möglich. Auch wird der Supervisor Fragen aufwerfen, ob der Patient hinreichend änderungsmotiviert ist und ob eine hinreichende Umstellungsfähigkeit des Patienten und ein möglicher Erfolg einer VT angenommen werden kann. Anfängern fällt es oft sehr schwer zu erkennen, wenn ein Patient entweder nicht hinreichend änderungsmotiviert ist oder aber trotz erheblichen Leidensdruckes aufgrund der Krankheitsschwere, psychosozialer Belastungen oder nicht vorhandener Umstellungsfähigkeit ein erfolgreicher Therapieverlauf nicht zu erwarten ist. Gerade in den probatorischen Sitzungen ist es in der Verhaltenstherapie auch Aufgabe des Therapeuten, den Patienten zu führen und die Verantwortung für den Prozess zu übernehmen. Hier ist es Aufgabe des Supervisors, den Therapeuten bei dieser am Anfang oft überfordernden Führungsaufgabe zu unterstützen. Bei Berufsanfängern kann es auch sehr wichtig sein, dass der Supervisor den Patienten hinreichend gut „kennt" (Fall-Gedächtnisstütze im Anhang). Eine gut merkbare Kenntnis vom Patienten kann der Supervisor auch durch **Rollenspiele**, in denen der Therapeut die Patientenrolle übernimmt, erlangen. Werden solche Rollenspiele mit einer Erörterung der spontan beim Therapeuten durch den Patienten ausgelösten Emotionen, Stimmungen, Gedanken und Handlungstendenzen verbunden (**„Gegenübertragungsanalyse** = Analyse der „gesunden" , komplementären Reaktion des Therapeuten auf das interaktionelle Angebot des Patienten"), bekommt der Supervisor leichter einen Eindruck vom Patienten, der auch in zukünftigen Supervisionssitzungen ohne große Mühen abrufbar ist.

Besonders wichtig ist auch die Unterstützung des Therapeuten bei einer realistischen **Zielformulierung** (Zarbock, 2008). Der Supervisor wird gemeinsam mit dem Therapeuten untersuchen, was angemessene Veränderungs-, Akzeptanz- und Erhaltungsziele sind. Veränderungsziele beziehen sich auf den Abbau von unerwünschtem und den Aufbau von erwünschtem Verhalten. Akzeptanzziele formulieren die gedankliche Anerkennung und emotionale Verarbeitung von Nicht-Änderbarem im Leben des Patienten. Erhaltungsziele stellen im Sinne der Ressourcenorientierung heraus, was „gut" im Leben des Patienten läuft und während der Therapie erhalten bzw. noch gefördert, keinesfalls aber gefährdet werden sollte.
Aufgabe des Supervisors ist es auch gemeinsam mit dem Kandidaten die gesamte **„Falllast"** des Kandidaten zu beurteilen und den Kandidaten bei der Auswahl und der Menge der behandelten Patienten und der damit einhergehenden Zeitbelastung sowie dem erforderlichen Dokumentationsaufwand zu beraten. Individuell wird hier immer ermittelt werden müssen, wann die noch zumutbare Anforderung des Kandidaten in eine demotivierende Überforderung umschlägt. Im Einzelfall wird der Supervisor auch die Rolle eines **„Ausbildungscoaches"** des Kandidaten einnehmen können und müssen.

Erfolgsindikatoren in den probatorischen Sitzungen

Patient: Für den Patienten dürfte es wichtig sein, dass er sich verstanden fühlt und den Eindruck hat, die weitere Therapie könnte etwas bringen. Die meisten Patienten dürften sich hierbei auf überzeugende Informationen des Therapeuten („Vorgehen hat bereits anderen geholfen"), zusätzliches Psychoedukationsmaterial und Fragebögen („Die beschreiben genau meine Probleme – woher kennen die mich..?"), erste kleine Erfolge im Sinne von Aha-Erlebnissen („So habe ich das noch nicht gesehen") oder positive Verhaltensauswirkungen (z.B. Abnahme von Intrusionen durch Aufgeben von Gedankenunterdrückung) stützen. Im Sinne der Bedürfnisorientierung von Psychotherapie dürfte der Patient auch nach der Probatorik an den Erfolg der Therapie glauben, sofern er dem Bindungsangebot des Therapeuten vertrauen kann, seine Autonomie respektiert fühlt, Orientierung und Kontrolle in den bisherigen Stunden durch den Therapeuten erfolgreich angeboten wurden und sein beschädigtes Selbstwerterleben unterstützt, zumindest nicht weiter beschädigt wurde.

Therapeut: Ein wichtiger prozessbezogener Erfolgsindikator für den Therapeuten ist, dass der Patient wiederkommt und ggf. schon verbal wie nonverbal erkennen lässt, dass er engagiert mitarbeitet und Hoffnung in die Therapie setzt. Hier ist es auch sehr hilfreich, wenn der Therapeut sich angewöhnt am Ende einer Stunde standardmäßig zu fragen „Was war heute in der Stunde für Sie wichtig?“ oder „Was können Sie heute aus der Stunde mitnehmen?“ Wenn der Patient auf diese Fragen hin erkennen lässt, dass die Stunde einen gewissen Einfluss auf ihn gehabt hat (zur Idee der Impactorientierung von Stunden vgl. Zarbock, 2008) können wir hierin einen Erfolgsindikator sehen.
Wenn man möchte, könnte man hier auch den Stundenbogen zur Evaluation von Einzelstunden von Krampen (2002) einsetzen und auf die entsprechenden Werte schauen. Weitere Erfolgsindikatoren für den Therapeuten sind vom Patienten ausgefüllte Fragebögen, die dieser rechtzeitig und vereinbarungsgemäß zur Stunde mitbringt.
Für den Therapeuten selbst dürfte es ein Erfolgsindikator sein, wenn er den Eindruck hat, dass er genügend Informationen hat, den Antrag zu schreiben und wenn sich die berichtete Problematik des Patienten so konzeptualisieren lässt, dass sich ein stimmiges Bild ergibt, aus dem sich auch folgerichtig Ziele und Behandlungswege ableiten lassen.

Supervisor: Erfolgsindikatoren aus Sicht des Supervisors bestehen in einer erfolgreichen Aufgabenbewältigung des Therapeuten. Als Erfolgsindikator ist auch anzusehen, wenn der Therapeut in der Lage ist, den Fall sowohl überzeugend schriftlich hinsichtlich der Antragserfordernisse zu konzeptualisieren als auch im Gespräch dem Supervisor so darstellen zu können, dass der Patient für den Supervisor „spürbar“ wird. Man könnte auch formulieren, so darzustellen, dass dem Supervisor die Kernsymptome des Patienten als Figur vor dem aktuell systemischen und historisch biografischen Hintergrund plausibel werden und darüber hinaus eine konkrete Person in ihrem Lebensschicksal deutlich wird. Symptomatik, System und Biografie erscheinen idealerweise in der Darstellung des Therapeuten dann in einem sinnhaften Zusammenhang und bilden ein gegliedertes Ganzes.

Hindernisse oder Fallstricke in den probatorischen Sitzungen

Patient: Wenden wir auch auf psychotherapeutische Veränderungen das Änderungsmodell von Prochaska (Prochaska & Di Clemente, 1992) an, sind viele Menschen trotz bestehenden Problemverhaltens oder psychischer Leidens nicht unbedingt primär konkret änderungsmotiviert. Erst auf der Stufe der Änderungsbereitschaft („readiness for change") definiert die Person ein bereits selbst erkanntes Problem auch als jetzt änderungswürdig. In den vorhergehenden Stufen der Einsichts- Absichtsklärung besteht die Aufgabe darin, dass jemand ein bestimmtes Problem überhaupt als solches identifiziert (Einsicht) und es prinzipiell für änderungswürdig oder änderungsnotwendig erklärt (Absicht). Diese Phasen sind im Schnitt bei eigenmotivierten Psychotherapiepatienten in der Regel bereits erfolgreich durchlaufen. Gelegentlich kommt es aber vor, dass Patienten fremdmotivierend kommen, da sie selbst keine Einsicht darin haben, dass eine Problematik vorliegt oder aber keine Absicht haben, diese zu verändern. In der Psychotherapie nennen wir solche Patienten fremdmotiviert, der Leidensdruck ist dann bei den Patienten selbst nicht gegeben, sondern nur Eltern (bei jüngeren Patienten), Ehepartner, Arbeitgeber, Freunde, Institutionen (Gericht, TÜV) stellen aufgrund von Fehlverhalten eine Behandlungswürdigkeit fest.
Kann im Rahmen der probatorischen Sitzungen keine Eigenmotivation aufgebaut werden, ist ein Misserfolg der weiteren Bemühungen in der Regel vorprogrammiert.
Auch wenn prinzipiell eine positive Einsichts-Absichtsklärung vorliegt, kann ein Patient die Dringlichkeit einer Veränderung als eher gering erleben. Gründe für die Veränderung bzw. Gründe für die Beibehaltung eines Problemverhaltens oder die Vor- und Nachteile von therapeutischen Bemühungen können in ihrer Bedeutung relativ unterschiedlich eingeschätzt werden. Dem trägt man dadurch Rechnung, dass man angegebene Gründe noch einmal nach ihrer Bedeutung oder Wichtigkeit, z. B. auf einer Skala von 0 bis 100 einschätzen lässt. Es kann also durchaus sein, dass ein Patient zwar prinzipiell seine Problematik einsieht und auch prinzipiell verändern möchte, da er langfristige negative Folgen fürchtet, aber zumindest zum aktuellen Zeitpunkt der Beurteilung keine Veränderungspriorität formulieren kann, da Nachteile einer Veränderung vielleicht als stärker eingeschätzt werden als mögliche Vorteile. Es kann jedoch auch sein, dass der Patient z. B. aufgrund einer aversi-

ven psychosozialen Konfliktsituation, aufgrund von chronischer Arbeitslosigkeit oder auch aufgrund von physischer Erschöpfung oder Erkrankung nicht genug „Energie“ oder „Spannkraft“ zur Verfügung hat, um eine Veränderung zielführend anzustreben. Die Stufe der Veränderungspriorität kann also nicht erreicht werden, da andere Reize oder Reaktionen im Lebensumfeld des Patienten dominieren bzw. mächtiger sind. Im Sinne der Kanfer-Formel SORKC (S= Situation, O= Organismus, R= Reaktion, K=Kontingenz, C= K(C)onsequenz) könnten wir auch die Organismusvariable untersuchen. Im Rahmen der Organismusvariablen könnte z. B. ein chronischer Schlafmangel, eine chronische Unterernährung oder ein nicht gut eingestellter Diabetes oder aber eine regelmäßige Intoxikation durch Cannabis oder Alkohol dazu führen, dass das Antriebsniveau so gering ist, dass eine Umstellungsfähigkeit aus physiologischen Gründen nicht hinreichend gegeben ist.
Im positiven Fall ist jedoch, wie Grawe (1998) es im Sinne der Motivationspsychologie formuliert, der Rubikon überschritten und die Phase des Abwägens liegt hinter dem Patienten, und er kann eine klare Intention in dem Sinne „ja, ich will“ bilden. Das Erreichen dieser Stufe kann jedoch auch durch systemische Konstellationen verhindert werden. Wenn z. B. die Funktionalität der Symptomatik stark ist und der Patient befürchten müsste, dass seine Partnerschaft Schaden nimmt oder er wichtige Vorteile (z. B. einer dauerhaften Krankschreibung oder Frühberentung) verlieren könnte, kann dies dazu führen, dass er die Stufe der Veränderungspriorität eben nicht erreicht, da andere Intentionen (z.B. Rentenbezug, Aufrechterhaltung dysfunktionaler Partnerinteraktionen) stärker sind.

Therapeut: Es gibt aber auch Misserfolgsquellen auf der Seite des (Ausbildungs-)Therapeuten, die erst an dieser Stelle im Ausbildungsverlauf deutlich werden können. Wenn es sich im Ausbildungsverlauf um die ersten eigenständigen Patientenkontakte des Therapeuten handelt, kann im Rahmen der Supervision vielleicht zum ersten Mal in aller Deutlichkeit und sehr nachdrücklich erkennbar werden, dass dem Kandidaten wichtige Grundfähigkeiten für den Beruf des Psychotherapeuten fehlen. Vielleicht ist im Auswahlgespräch für die Psychotherapieausbildung nicht deutlich geworden, dass der Kandidat Schwierigkeiten hat, helfende und fürsorgende Rollen einzunehmen. Ggf. fehlen basale emotionale, empathische und interaktionelle Kompetenzen oder aber die Bewältigungsfähigkeit in Bezug auf emotionale und psychosoziale Belastungen

Tab. 4: Hindernisse während der probatorischen Sitzungen

– Schwierigkeit, helfende Rollen einzunehmen – Emotionale Defizite – Interaktionelle Defizite – Mangelnde Bewältigungsstrategien/Kompetenzen für emotionale Belastung – Mangel an Geduld – Fehlende Selbst- und Fremdwahrnehmung – Führungsschwächen – Mangelnde Strukturierungsfähigkeit – Fehlendes Zeitmanagement

oder die kognitiven Anforderungen („Lernaufwand“, „Dokumentationsaufwand“, „schriftliche Darstellungs- und Strukturierungsfähigkeit“) stellt sich als zu gering heraus. Eher selten entdecken Kandidaten auch einen Mangel an Geduld bei sich oder stellen fest, dass sie eher wissenschaftlich oder unternehmerisch organisatorisch arbeiten wollen, da sie ihr Arbeitstempo und Anspruchsniveau nicht bremsen oder reduzieren wollen oder können. Manchmal wird erst in der genaueren Beobachtung der Interaktion des Kandidaten mit Patienten deutlich, dass bei dem Kandidaten erhebliche Mängel der Selbst- und Fremdwahrnehmung sowie der Selbstregulation und der interpersonellen Kompetenzen vorliegen, so dass man von einer deutlichen Persönlichkeitsakzentuierung oder gar einer Persönlichkeitsstörung ausgehen muss. Ganz selten kommt es auch während der Ausbildung zur Erstmanifestation von psychotischen oder schwerwiegenden organischen Erkrankungen, die die Eignung für eine psychotherapeutische Tätigkeit zumindest problematisierungsbedürftig erscheinen lassen.

Die **Aufgaben des Supervisors** bestehen dann im frühzeitigen Aufgreifen o.g. Probleme und in der Unterstützung des Kandidaten, hier Lösungsmöglichkeiten zu finden und ggf. die Ausbildung vorzeitig zu beenden (Zimmer, 2009).
Auch muss der Kandidat zur kompetenten Gestaltung der probatorischen Sitzungen, die ja in die Formulierung eines schriftlichen Therapieantrages mit der Formulierung eines Störungsmodell, der Therapieziele und der Therapieplanung einmünden sollen, schon in einem erheblichen Umfang **Basiskompetenzen** erworben haben. Erhebliche Mängel in der Beherrschung der Basiskompetenzen werden oft in dieser Therapie-

phase erstmals greifbar. Während in der Selbsterfahrung der Kandidat die geschützte Patientenrolle innehat und im „theoretischen" Großseminar schweigen kann oder bereits für das Bemühen um aktive Mitarbeit verstärkt wird, ist erst jetzt sein tatsächlicher Kompetenzstand als Psychotherapeut operationalisiert beobachtbar. Dieser Sachverhalt führt dazu, dass Supervision (neben der Endprüfung) eigentlich der einzige Ort ist, an dem der Kandidat aufgrund von Mängeln scheitern kann (Zimmer, 2009). Der angehende Psychotherapeut muss bekanntlich in seiner Ausbildung eine breite abrufbare Wissensbasis von Faktenwissen (Gewusst was?) und Handlungswissen (Fertigkeiten: Gewusst wie?) erwerben. Hierzu gehört eine umfangreiche diagnostische Kenntnis, wie das Erscheinungsbild von Störungen nach dem ICD-10 aussieht. Gleichzeitig muss er differenzialdiagnostische Routinen erlernen und sich hierzu auch Faktenwissen aus den Bereichen der Neurologie, der Psychopharmakologie und der inneren Medizin aneignen. Neben dem Erwerb dieses Faktenwissens muss der Therapeut sich auch in der Verhaltenstherapie in ein spezifisches Analysesystem zur Gliederung der Biografie (biografische Analyse und Lerngeschichte) einarbeiten wie auch umfangreiche Kenntnisse erwerben, wie im Rahmen einer Mikroanalyse Verhaltenssequenzen aufgeschlüsselt werden können. Darüber hinaus muss er auch umfangreiche Fertigkeiten erwerben, wie er individuelle Lebensverhältnisse und Lerngeschichte zu einer Makroanalyse verdichten kann. In der Makroanalyse sind die aktuelle und die historische Lebensvielfalt des Patienten so unter einige Begriffe zu subsummieren, z. B. Verhaltensdefizite, dysfunktionale Wahrnehmungsgewohnheiten, Verhaltensexzesse, etc., dass so die gewonnenen Begriffe von Erklärungswert für die Aufrechterhaltung der Störung sind. Neben diesem theoretisch basierten Wissen muss er interaktionsbasierte Fertigkeiten erwerben, die als Basis die Gestaltung der Therapeut-Patient-Beziehung haben. Nach dem Konzept der biografisch-systemischen VT (Zarbock; 2008) muss der Kandidat die verschiedenen Gesichtspunkte zur Beziehungs- und Motivationsanalyse theoretisch beherrschen und darüber hinaus auch dazu in der Lage sein, diese in Frageroutinen und zutreffenden Antworten auf Patientenbemerkungen umzusetzen.

Um diese Stufe erfolgreich meistern zu können, braucht der Kandidat neben einer entsprechenden Motivation vor allem auch Zeitressourcen und entsprechende Lernangebote, in denen er sich die Basisfertigkeiten erschließt und über Wiederholungs- und Übungsprozesse auch verfestigt.

Aufgabe des Supervisors ist es hier, den Erwerb dieser Basiskompetenzen zu unterstützen und auch zu kontrollieren. Wo bestehen noch Wissens- oder Fertigkeitslücken? Unterstützend kann der Supervisor dem Kandidaten verdeutlichen, dass es bis zur Automatisierung von diagnostischen und therapeutischen Vorgehensweisen oft ein langer Weg ist. Handlungsroutinen müssen immer auch durch Übung und Versuch und Irrtum erworben und gefestigt werden. Ein organisatorisches Problem bei deutlich werdenden Kompetenzmängeln des Kandidaten besteht natürlich dann, wenn die „nächste" Supervisionsstunde erst nach Ende der 5 probatorischen Sitzungen stattfinden kann. Idealerweise erfolgt die erste Supervisionsstunde zeitnah nach dem Erstgespräch, die zweite dann vor der endgültigen Antragstellung auf Psychotherapie an die Krankenkasse unter Vorlage eines ersten Antragsentwurfes. Falls ein Therapeut besondere Schwierigkeiten bei der Gestaltung der probatorischen Sitzungen erkennen lässt, ist es unbedingt angezeigt, diese intensiver zu supervicieren. Das Ausbildungsinstitut sollte daher für die Gestaltung der probatorischen Sitzungen zusätzliche Hilfen (z.B. in Form von Videos, Co-Therapie-Möglichkeiten) anbieten, damit die Therapeuten hier genügend Kompetenzen erwerben können.

Supervisor: Eine wichtige Misserfolgsquelle der Therapie, die vom Supervisor letztlich zu verantworten ist, besteht darin, dass der Supervisor den Kandidaten nicht genügend im oben dargestellten Sinne in der Wahrnehmung seiner Aufgaben unterstützt. Im Extremfall muss der Supervisor auch bereit sein, den Kandidaten im Interesse der Gesundheit und Gesundung der Patienten sehr nachdrücklich mit Wissens- und Fertigkeitsmängeln zu konfrontieren. Sollte der Kandidat diese Mängel nicht abstellen können oder wollen, hat der Supervisor auch die Aufgabe, die Ausbildungsverantwortlichen zeitnah darüber zu informieren, damit über mögliche Lösungen, gerade auch im Interesse der behandelten Patienten, nachgedacht werden kann. Da Supervisoren in der Regel selbst Psychotherapeuten sind und daher ihren professionellen Schwerpunkt in verstehenden, unterstützenden und gewährenden Selbstdefinitionen und Interaktionsangeboten haben, fällt es ihnen manchmal sehr schwer, Grenzen zu setzen und Maßnahmen einzuleiten, die vom Kandidaten nicht nur als unbequem, aber gerechtfertigt, sondern (entlang der Persönlichkeitsproblematik des Kandidaten) als zurückweisend, bestrafend und diskriminierend erlebt werden und dann natürlich oft auch zu Beschuldigungen des Supervisors und der Ausbildungsinstitution führen.

5. Die Startphase (1. - 10. Sitzung)

AUFGABEN

PATIENT	THERAPEUT	SUPERVISOR
Theoriemotivation Änderungsmotivation Hausaufgaben Einfluss auf soziales Umfeld	Behaviorale Änderungen Kognitive Änderungen Emotionale Änderungen Physiologische Änderungen	Strukturierungshilfe Entscheidungshilfe „Jonglieren" lernen Rollenerfüllung stützen Hindernisanalyse

Abb. 5: Aufgaben in der Startphase

Aufgaben (Ziele) für den Patienten in der Startphase. Idealerweise beginnt der Therapieprozess natürlich nicht erst jetzt, sondern hat schon beim Erstkontakt begonnen und bereits die klärenden und diagnostischen verhaltensbeobachtenden Interventionen des Therapeuten haben zur Erleichterung des Patienten geführt, so dass der Patient eine erste Remoralisierung erleben und neue Hoffnung und neuen Mut schöpfen konnte. Die Aufgabe des Patienten ist es nun nicht nur seine Therapiemotivation aufrechtzuerhalten, sondern seine Änderungsmotivation aktiv in die Tat umzusetzen. Eine erste „Falle" der Therapie in der Startphase besteht darin, dass zwar eine Therapiemotivation (überhaupt zur Therapie zu gehen und Kontakt zum Therapeuten aufzunehmen) besteht, aber die Änderungsmotivation sich reduziert, da nun auch die Mühen, „Gefahren" und Anforderungen von konkreten Änderungsprozessen sichtbar werden. Hauptaufgabe für den Patienten bei Therapiebeginn ist es daher, die in der Therapiestunde erarbeiteten Erkenntnisse auch so „nach Hause mitzunehmen", dass er sie dort umsetzen kann. Für einen Therapieerfolg ist es sicherlich wesentlich, dass die Ergebnisse aus der Stunde dann gegen die oft widrigen Umstände oder auch nur die ablenkenden Reize im Alltag des Patienten „durchgesetzt" werden können. Der Patient muss also sein organisatorisches wie auch manchmal psychosoziales Umfeld so organisieren können, dass die neuen Informationen, die er in der Psychotherapiestunde erhält, auch eine Chance bekommen sich im Alltag durchzutragen und entsprechende Veränderungen bewirken. Der Therapeut wird den Patienten natürlich mit den sogenannten Hausaufgaben unterstützen, ggf. sind aber auch frühzeitige Partner- oder gar Familiensitzungen für den Patienten notwendig, um ein hinreichend bekömmliches und förderliches Therapieumfeld für den Patienten zu gestalten.

Aufgaben (Ziele) für den Therapeuten in der Startphase

Zentrale Aufgabe für den Therapeuten ist es hier den Patienten zu unterstützen, dass die Änderungsmotivation in der Tat erhalten bleibt und in konkrete erste Änderungen umgesetzt wird. Aufgabe des Therapeuten ist es, den Patienten zur aktiven therapeutischen Arbeit auch außerhalb der Therapiestunden zu motivieren. Dies kann in Form von konkreten Hausaufgaben, durch den Einsatz von Arbeitsmaterialien (Protokolle, Beobachtungsbögen, Info-Material), aber auch durch informelle aktive Beschäftigung mit den Therapiestundeninhalten erfolgen. Die angestrebten therapeutischen Änderungen können sowohl kognitiver, emotionaler wie auch behavioraler Art sein. Je nach Änderungsebene ergeben sich weitere spezifische Schwerpunktsetzungen für die Aufgaben des Therapeuten.
Bei **behavioralen Änderungen** wird der Therapeut in der Stunde entsprechende Änderungen mit dem Patienten besprechen, durch reales oder imaginatives Rollenspiel vorbereiten und dann eine entsprechende Hausaufgabe formulieren. Der Patient muss dann dabei unterstützt werden, diese Aufgaben tatsächlich durchzuführen. Die Aufgabe des Therapeuten ist hier bei den Hausaufgabenbesprechungen Erfolge zu loben und Hindernisse oder Umsetzungswidersprüche entsprechend zielführend zu problematisieren und verändern zu helfen.
Eine weitere Möglichkeit wäre, dass der Therapeut selbst in das Feld hinaus geht und wie z. B. bei Exposition in vivo oder beim sozialen Kompetenztraining in vivo den Patienten bei der Bewältigung schwieriger Situationen begleitet und auch unterstützt, durchaus in Form eines Coachings.
Bei Durchführung von Expositionen ist es zentrale Aufgabe des Therapeuten, angemessene Erwartungshaltungen für die Exposition zu schaffen (kognitive Vorbereitung) und dem Patienten

vorab im Expositions-Reaktions-Management (d.h. Aushalten-Wollen und Können von Erregung, Unbehagen, Missempfindungen und negativen Emotionen) zu trainieren.

In Bezug auf **kognitive Veränderungen** ist es Aufgabe des Therapeuten, dem Patienten das kognitive Modell (z. B. das ABC-Modell von Ellis) plausibel zu erklären und schon in der Stunde anwenden zu lassen. Es ist auch Aufgabe des Therapeuten, dass er durch geleitetes Entdecken oder sokratischen Dialog den Patienten in der Stunde dazu anleitet, dysfunktionale Kognitionen zu erkennen und umzustrukturieren. Wichtiger Teil der kognitiven Therapie ist dann auch die Selbstanwendung des ABC-Schemas oder ähnlicher Schemata als Hausaufgabe. Hier gilt das gleiche wie oben unter der behavioralen Ebene Gesagte. Weitere Aufgabe des Therapeuten ist auch mit etwaigen Widerständen gegen die kognitive Therapie umzugehen. Manchmal bringen Patienten Einwände, z.B. könnten sie zwar die Irrationalität der Gedanken theoretisch erkennen, würden die Gedanken aber trotzdem noch vom Gefühl her als „richtig" empfinden. Hier ist es dann Aufgabe des Therapeuten entweder zur weiteren Übung von Kognitionen („stete Übung macht den Meister, steter Tropfen höhlt den Stein") zu motivieren oder aber mit dem Patienten gemeinsam die Indikation für einen Wechsel der Interventionsebene (z. B. auf die Verhaltensebene oder auf die emotionale Ebene) zu stellen.

Bei **emotionalen Veränderungen** gibt es mehrere Zugänge. Ein stärker psychoedukativ und übender Zugang besteht in einer Emotionsedukation. Hierbei wird der Patient zunächst einmal in die häufigen Grund- und sozialen Emotionen eingeführt (vergl. Zarbock, 2008) und anschließend zur Beobachtung von Emotionen (Emotionsdetektivbogen) im Alltag angeleitet. Hier sind die Aufgaben des Therapeuten relativ umfänglich, da er weitgehend die Verantwortung für den Therapieprozess übernimmt. Ausgehend von problematischen Verhaltensweisen oder dysfunktionalen Kognitionen kann über die Intensivierung von Körpererleben, aber auch von emotionalem Erleben oft eine entsprechende Emotion herausgearbeitet werden. Mit dieser Emotion kann dann entweder mit gegenwärtigem oder vergangenem Fokus gearbeitet werden. Bei der Entscheidung für den gegenwärtigen Fokus ist es im ersten Schritt Aufgabe des Therapeuten herauszuarbeiten, ob die Emotion einer zutreffenden (rationalen, „gesunden") Situationsinterpretation durch den Patienten entspricht. Ist dies nicht der Fall, so ist an einer Situationsreanalyse mit entsprechender Kognitionskorrektur (Reattribution, Reinterpretation, Arbeit an Grundannahmen) zu arbeiten. Ist die Situationsinterpretation des Patienten zutreffend, wird der Therapeut untersuchen, wie die Emotion und die psychobiologisch mit ihr verbundene Handlungsintention umgesetzt wird. Hier können gehemmte (überregulierte) von exzessiven (unterregulierten) Ausdrucksweisen unterschieden werden. Bei überregulierten Ausdrucksweisen hat der Therapeut dann die Aufgabe, durch Einfühlung, psychodramatisches Rollenspiel, Modellernen oder durch Prompting und Shaping den Patienten im Rollenspiel oder in der Imagination zu einem angemessenen und lebhafteren Emotionsausdruck anzuleiten. Bei unterregulierten Emotionen wird der Therapeut erst einmal die (qualitative) Angemessenheit der Emotion validieren (sofern nicht Situationsfehlinterpretationen zu korrigieren sind), um dann Strategien zur quantitativen Emotionsdämpfung mit dem Patienten einzuüben. Hierzu gehören Strategien der Aufmerksamkeitsumlenkung, des beruhigenden formelhaften Selbstgespräches und der Atemkontrolle. Im Anschluss an solche in der Stunde per Rollenspiel und imaginativ herausgearbeiteten emotionale Sequenzen hat der Therapeut die Aufgabe, mit dem Patienten zu diskutieren, wann und wie diese vermutlich im Alltag auftreten werden, und der Patient bekommt dann eine entsprechende Hausaufgabe, das in der Stunde Erfahrene und Erlernte auch im Alltag anzuwenden. Der Therapeut wird in der Regel hierfür ein spezifisch dafür geeignetes Protokoll handschriftlich anfertigen und dem Patienten mitgeben.

Ein weiterer Weg der emotionalen Arbeit ist das auf Schlüsselepisoden hin orientierte Rollenspiel. Über eine sog. Affektbrücke („Woher kennen Sie das Gefühl?") wird bei berichteten aktuellen Problemsituationen versucht, eine für den Patienten bedeutsame und exemplarische „Ursprungs"situation aus seiner Biografie zu evozieren. In der Regel wird man hier versuchen prägende Situationen mit wichtigen Bezugspersonen innerhalb der ersten 10 bzw. 15 Lebensjahre zu evozieren. Die dahinter liegende Annahme ist die, dass es sich hier um prägende Referenzsituationen handelt, die entweder chronisch aversive Sozialisationsbedingungen repräsentieren oder aber als vereinzelt dastehende Erlebnisse von solcher Mächtigkeit waren, dass sie das Selbsterleben und Verhalten des Patienten nachhaltig geprägt haben. Ist eine solche Schlüsselepisode auffindbar, hat der Therapeut die Aufgabe, hier eine korrektive Erfahrung zu gestalten. Hierzu sind sowohl imaginative wie psychodramatische (z. B. Stuhldialog) Interventionen möglich (vgl. Lammers, 2007; Zarbock, 2008; Roediger, 2008, 2009).

Auf der **physiologischen Ebene** sind in der Verhaltenstherapie in der Regel zwei Prozesse anzubieten. Einmal Hilfen zur besseren **Entspannung**, zur generellen Erregungsreduktion, ggf. auch zur spezifischen Angstbewältigung und die Steuerung von Aufmerksamkeit (sog. Achtsamkeitsübungen).

Die Aufgaben, die der Therapeut hier hat, sind sehr ähnlich den Aufgaben bei der Implementierung behavioraler Strategien. Bei chronisch überangespannten Patienten muss der Therapeut in der Stunde „fühlbar" den Unterschied zwischen Spannung und Anspannung vermitteln, zur systemtischen Entspannung anleiten, etwaige Ängste und Schwierigkeiten aufgreifen und dann den Patienten zu regelmäßiger Übung („Übung macht den Meister") motivieren und diese Übungen dann auch kontrollieren und verstärkend loben. Fernziel ist es hier, dass es dem Patienten gelingt im Alltag seine Spannungszustände früher wahrzunehmen und dann mit gegenregulativer Entspannung reagieren zu können.

Die Anleitung zur **Achtsamkeit**, einer willentlich auf den jetzigen Augenblick gerichteten, nicht bewertenden Aufmerksamkeit, stellt ähnliche Aufgaben. Achtsamkeitstraining ist immer dann indiziert, wenn die Selbstregulation des Patienten übergreifend und umfassend verbessert werden soll. Da Achtsamkeit ein relativ neuer und daher noch nicht erschöpfend bekannter Therapiebaustein in der VT ist, soll sie hier etwas genauer dargestellt werden. Nach einer Erklärung des Achtsamkeitskonzeptes (z.B. Zarbock, 2008) erfolgt eine erste angeleitete Erfahrung in Achtsamkeit mit Besprechung und Rückmeldungen. Hierbei hat der Therapeut die Aufgabe zu verdeutlichen, dass nicht eine möglichst perfekte Aufmerksamkeitsleistung wie bei einer Konzentrationsübung (z.B. von 100 in 3er Schritten rückwärts zählen) das Ziel ist, sondern ein möglichst frühes und gelassenes „Bemerken" der Konzentrationslücken, unbeabsichtigten Aufmerksamkeitswechsel (z.B. vom Atemzählen zum bevorstehenden Supermarkteinkauf) und Gewahrseinslücken („Geistesabwesenheit"). Im Anschluss an dieses „nicht-bewertende" und sich nicht verurteilende Bemerken soll der Übende „sanft" wieder zu seinem ursprünglichen Achtsamkeitsobjekt (z.B. dem Atemzugzählen oder dem Durchspüren des Körpers) zurückkehren. Solch ein „sanfter" Umgang mit „Fehlern" ist für viele Patienten sehr schwierig, da dem Selbstbestrafungstendenzen, Versagensängste, Perfektionismus und Überreaktivität entgegenstehen. Somit spiegelt sich bei der Umsetzung der Achtsamkeitsübung auch die umfassende Selbstregulationsproblematik des Patienten exemplarisch wider. Der Therapeut hat hier die Aufgabe, diese dysfunktionalen Strategien des „Umganges mit sich selbst“ zu erkennen, auf die Gesamtproblematik zu beziehen („Das ist etwas, was sie auch sonst kennen, dieses barsche Sich-Verurteilen und Runtermachen...“), zu validieren („das haben sie so gelernt... war Ihre einzige Möglichkeit, sich auf die permanente Entwertung durch Ihre Eltern vorzubereiten“) und erste Schritte zu einem anderen Umgang mit sich selbst anzuregen. Nach der Einführung in Achtsamkeitsübungen in der Therapiestunde stellt sich dem Therapeuten dann auch die Aufgabe, den Patienten für regelmäßige häusliche Übungen zu gewinnen. Ebenso wie beim Entspannungstraining ist es Fernziel, Achtsamkeit zuerst in Form von situationsgebundenen „Achtsamkeitsinseln“ und dann als generelle Grundhaltung im Alltag zu etablieren.

- ✓ Änderungsmühen validiert (z.B."Obwohl es für Sie schwer ist, machen Sie nun vermehrt xy!") und unterstützt ("Cheerleading: "Sie" bzw. "Wir" schaffen das!")?
- ✓ Therapiemethoden kompetent implementiert ("verkaufen und zum Laufen bringen") und "betreut"?
- ✓ Artbeitsmaterialien (Protokolle, Merkzettel, ggf. Tonmitschnitte von Therapieteilen) angeboten und fortlaufend berücksichtigt?
- ✓ Methoden-Anwendungskontrolle (Was läuft gut? Wo sind Hindernisse, Schwierigkeiten, Missverständnisse, Vorbehalte?)?
- ✓ Sind Veränderungen ex juvantibus (aus dem "Heilmittel", dem Effekt der angewandten Methoden) an der Therapieplanung vorzunehmen?
- ✓ Therapieschritte konkret und fortschreitend ("shaping"!) angeleitet?
- ✓ Hausaufgaben bzw. Umsetzungen von neuem Verhalten im Alltagskonkret angeleitet und "überwacht"?
- ✓ Therapeutische Beziehung als Verstärker für Veränderung eingesetzt?
- ✓ Motivierende Zwischenbilanzen angeboten?

Checkliste 3: Therapeutenaufgaben in der Startphase

Aufgaben (Ziele) für den Supervisor in der Startphase

Der Supervisor muss gerade bei beginnenden Therapeuten diese oft darin unterstützen, ihre phasenspezifischen Aufgaben zu erkennen. Viele Therapeuten neigen aus Unsicherheit und Angst, etwas falsch zu machen, dazu, ihre eigenen therapeutischen Aktivitäten auf ein risikoarmes Minimalniveau zu reduzieren. Eine solche **Vermeidungsstrategie** führt dann dazu, dass die Therapeuten ihre Angebote an den Patienten auf einfühlendes Verstehen und „gesprächstherapeutisches" Paraphrasieren reduzieren, anstatt aktiv den Gesprächsverlauf zu führen, zu ordnen, Interventionen vorzuschlagen oder anzuleiten. An dieser Stelle wird der Supervisor immer wieder zur stärkeren Strukturierung der Stunde auffordern und explizit an die Aufgabenorientierung der Verhaltenstherapie im Sinne korrektiver und aktiver Erfahrungsangebote erinnern müssen. Durch geleitetes Entdecken kann der Supervisor den Therapeuten anregen, sich zu vergegenwärtigen, welche Aufgaben sich ihm jetzt stellen und welche differentiellen Entscheidungen notwendig sind: „Was ist jetzt los? Was ist jetzt meine Aufgabe? Welches Ziel will ich erreichen? Was sollte ich anbieten?" Weiterhin muss der Supervisor den Therapeuten immer beim sogenannten „Jonglieren" unterstützen. Hierunter verstehen wir, dass nach unserer Auffassung für eine gelingende Therapie in jeder Stunde die situative Befindlichkeit und das aktuelle Anliegen des Patienten zwar den Ausgangspunkt bilden, aber gleichzeitig die festgelegten Therapieziele im Blick behalten und auch angestrebt werden sollen. Der Supervisor wird also die Stunde immer daraufhin beurteilen, ob sich der Therapeut von Tagesaktualitäten des Patienten mitreißen lässt, oder ob es ihm gelingt, vielleicht sogar gerade durch die Bearbeitung dieser Tagesaktualitäten, Angebote in Richtung der initial formulierten Therapieziele zu machen. Bei eher strukturierungsschwachen Therapeuten ist es auch Aufgabe des Supervisors, diese zu ermutigen, sehr viel strukturierter vorgehen und den erstellten Therapieplan auch regelrecht „abzuarbeiten" und eben nicht dauernd ungeplant abzuweichen. Ggf. kann der Supervisor solchen Therapeuten raten, dass sie Tagesaktualitäten des Patienten in der ersten Viertelstunde bearbeiten, aber auch lernen, dann relativ deutlich einen Schnitt zu machen und Angebote in Richtung auf die im Therapieantrag formulierten Therapieziele hin zu machen.

Aufgabe des Supervisors ist es hier auch, den Therapeuten bei einem vertieften Verständnis der Lebens- und Persönlichkeitsproblematik und der Beziehungsdynamik des Patienten zu unterstützen. Auch obliegt es dem Supervisor, gerade bei beginnenden Therapeuten, dem Therapeuten Unterstützung für seine Rollenerfüllung zu geben und zu entlasten, wenn er mit den vorhersehbaren und dem Beruf innewohnenden Frustrationen, Anstrengungen und Belastungen zu kämpfen hat.

Erfolgsindikatoren in der Startphase

Patient: Neben einer regelmäßigen Therapieteilnahme sollten beim Patienten auch schon erste Besserungen erkennbar sein. Nach spätestens 12 Sitzungen sollte auch die erste Quartalsmessung mit einem Standardfragebogen zum Psychotherapieverlauf (Beispiel im Anhang) erfolgen. An den Ergebnissen kann dann abgesehen werden, ob es schon zumindest zu trendmäßigen Verbesserungen gekommen ist und der Patient Hoffnung geschöpft hat. Falls die Psychometrie anzeigt, dass die Ergebnisse stagnieren oder sich gar verschlechtern, ist hier sofort in der Supervision eine Hindernisanalyse („Was hat erste Besserungen verhindert?") zu leisten.

Therapeut: Der Therapeut sollte nun ein gutes Gefühl für seinen Patienten haben und der „Zug sollte nun in der Schiene" sein. Auch sollten für den Therapeuten die Fernziele des Patienten im Symptombereich (Abbau von Störungen), im Persönlichkeitsbereich (z.B. Zunahme von Selbstwert, Überwindung des Missbrauchstraumas) und im psychosozialen Bereich (z.B. Vergrößerung der Freizeitaktivitäten, klarere Aufgabendefinition inkl. Ablehnung von Überforderungen am Arbeitsplatz) automatisch präsent sein. Wenn der Therapeut merkt, dass er diese Fernziele des Patienten in den Bereichen quasi automatisch bei Beginn der jeweiligen Therapiestunde vor Augen hat und die Stunde dann so strukturieren kann, dass sich quasi „automatisch" Schritte in Richtung der Fernziele ergeben, dann kann er davon ausgehen, dass er eine zielführende Intuition für den Patienten und die Lösung seiner Problematik entwickelt hat.

Supervisor: Beim Supervisor kann sich nun das Gefühl einstellen, dass alles läuft.

Der Therapeut wird weniger mit offenen Fragen kommen, sondern vermehrt über problemlose und zielführende Stunden berichten können.

Hindernisse oder Fallstricke in der Startphase

Patient: Eine wesentliche Misserfolgsquelle entsteht dann, wenn der der Patient nicht wirklich „mit im Boot" sitzt, sondern noch unausgesprochene Vorbehalte gegen die Therapie hat, Funktionalitäten der Symptomatik nicht hinreichend verstanden und in der Therapiestrategie berücksichtigt sind oder aber Hindernisse im Umfeld (z.B. Therapie sabotierende Partner) bestehen, die noch nicht hinreichend erkannt oder „veröffentlicht" sind. Es obliegt also Therapeut und Supervisor solche Motivationshindernisse zu erkennen und zu bearbeiten.

Therapeut: Da gerade in der Startphase der Therapieprozess deutlich durch den Kandidaten geführt werden muss, können Führungsschwäche und Defizite des Ausbildungskandidaten hier besonders deutlich werden und Gründe für Misserfolge darstellen. Alle unter den probatorischen Sitzungen aufgeführten Misserfolgsquellen treffen natürlich auch in dieser Therapiephase zu bzw. kommen erst hier durch die Zeitdauer richtig zum Tragen.

Supervisor: Aufgabe des Supervisors zur Misserfolgsprävention ist es, bei Führungsschwächen und Defiziten auf diese hinzuweisen und den Erwerb entsprechender Kompetenzen zu unterstützen und auch zu kontrollieren. Der Supervisor muss hier dem Kandidaten ggf. Hausaufgaben geben und spezifische Lernprozesse initiieren. Supervision mit der Analyse von Videosequenzen, spontan initiierten Rollenspielen, Modellvorgaben des Supervisors, geleitetem Entdecken und Rehearsal-Strategien kann hier selbst einen sehr potenten und individuell spezifischen Lernprozess organisieren. Abschließend an eine solche Supervisionsstunde könnte der Kandidat dann eine spezielle Aufgabe für den supervidierten Patienten erhalten und deren Umsetzung kann dann in der nächsten Supervisionsstunde anhand eines Videobandes überprüft werden.

6. Die Zentrale Arbeitsphase

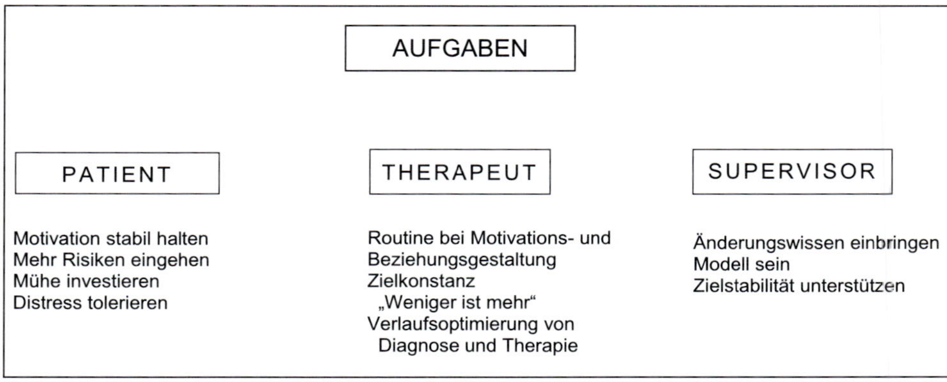
AUFGABEN
PATIENT
THERAPEUT
SUPERVISOR
Motivation stabil halten
Mehr Risiken eingehen
Mühe investieren
Distress tolerieren
Routine bei Motivations- und Beziehungsgestaltung
Zielkonstanz
„Weniger ist mehr"
Verlaufsoptimierung von Diagnose und Therapie
Änderungswissen einbringen
Modell sein
Zielstabilität unterstützen

Abb. 6: Aufgaben in der zentralen Arbeitsphase

Die Zentrale Arbeitsphase beginnt bei Kurzzeittherapien sicherlich spätestens mit der 10. Sitzung, aber auch für Langzeittherapien ist zu raten, dass die Zentralphase schon spätestens ab der 10. Sitzung konzipiert wird. Die **Aufgaben für den Patienten in der Zentralen Arbeitsphase** bestehen darin, dass er nun in den vorausgegangenen Phasen erarbeitete Therapie- und Änderungsmotivation stabil hält und auch in der Lage ist, die therapeutische Beziehung von seiner Seite her positiv zu gestalten. Man kann es durchaus so formulieren, dass auch der Patient den Therapeuten für seine Hilfsbemühung positiv verstärken sollte. Ist Patienten dieses nicht möglich, so liegt in der Regel ein interaktuelles Problemmuster (im Sinne akzentuierter Persönlichkeitsstile) vor, das der Therapeut aufgreifen sollte. In der Zentralphase ist es auch Aufgabe des Patienten, mehr Risiko und Anstrengung auf sich zu nehmen. Dies drückt sich bei der behavioralen Arbeit so aus, dass er vermehrt Hausaufgaben mit Übungen durchführt und dass die aufgewandte Zeit für Übungen ansteigt oder aber dass die Übungsaufgaben „schwieriger" werden. Bei der kognitiven Therapie ist es Aufgabe/Ziel des Patienten, dass er das kognitive Arbeitsmodell verinnerlicht hat und nun schon beginnt, von sich aus dieses Modell aktiv und mit immer weniger Unterstützung des Therapeuten anzuwenden. Bei der emotionalen Arbeit ist es Aufgabe des Patienten, dass er auch intensivere Emotionen zu tolerieren lernt (Distresstoleranz) und sich immer bei Übungen zur Emotionsaktivierung stärker und vorbehaltsloser involvieren lässt und Schutzstrategien und Vermeidungshaltungen („experiental avoidance") abbaut. Gerade bei der imaginativen oder biografischen schlüsselsituationsorientieren Arbeit werden in der Zentralphase gegebenenfalls wesentliche den Patienten verletzende, traumatisierende, demütigende oder beschämende Situationen aktiviert und therapeutisch bearbeitet. Dieses ist für den Patienten Schwerstarbeit, und der Patient hat hier „quasi die Aufgabe", dieses auch aushalten zu können.

Aufgabe (Ziele) für den Therapeuten in der Zentralen Arbeitsphase

Wichtigste Aufgabe für den Therapeuten ist es, dass er nun ein relativ zuverlässiges Gespür dafür entwickelt hat, wie ein individueller Patient am besten zu erreichen ist, wo seine wunden Punkte liegen, wie der Patient am besten motiviert werden kann, und welche Form von Beziehungsgestaltung (z. B. Betonung von Autonomie vs. immer wieder Vertrauen herstellende Versicherung) für den Patienten hilfreich sind. In dieser Phase sollten Patient und Therapeut idealer Weise ein eingespieltes Team sein, wobei in der Zentralphase der Therapeut noch der treibende und führende Partner im Team ist. Bei Patienten mit besonderen Interaktionsbedürfnissen und früher Vernachlässigungserfahrung wird der Therapeut sich in dieser Phase natürlich immer noch als gewährende Elternfigur und/oder unterstützender Freund anbieten müssen und können. Eine Aufgabe in der Zentralphase für den Therapeuten ist es auch, dass er das Prinzip „Weniger ist mehr" bei der Therapiedurchführung berücksichtigt und auf die Zielkonstanz achtet. Das Prinzip „Weniger ist mehr" bedeutet in diesem Fall, dass die ursprünglich geplanten oder im Laufe der ersten Stunden gegebenenfalls noch modifizierten Ziele und therapeutischen Vorgehensweisen nun beibehalten werden sollten. Es geht jetzt darum, die geplanten Häuser, für die schon das Fundament gut gelegt ist, wirklich auch zu bauen und nicht an anderer Stelle neue Projekte zu beginnen. Gegebenenfalls ist es auch Aufgabe des Therapeuten, hier an die Zeitbegrenztheit der Richtlinientherapie zu erinnern und deutlich zu machen, dass man gegebenenfalls in einer Therapie nicht alles schaffen kann. Bei

sehr umfänglicher Problematik muss der Patient dann motiviert werden, dass die Konzentration auf die ausgesuchten Therapieziele für ihn einen größeren Erfolg bringen kann als die Bearbeitung möglichst vieler Themen und Probleme.
Natürlich ist auch diese Regel nicht ohne Ausnahmen, und es muss im Zweifelsfall zwischen Therapeut und Patient und auch zwischen Supervisor und Therapeut geklärt werden, was für den Patienten unter den gegebenen therapeutischen Rahmenbedingungen hilfreiches Vorgehen ist.
Aufgabe für den Therapeuten in der Zentralphase ist es auch aufgrund des Verlaufes der einzelnen Interventionen (sog. Prozessdiagnostik, **diagnostisch-therapeutischer Zirkel**) diese verbessernd anzupassen. Hierzu dienen dem Therapeuten nicht nur die Ergebnisse und Hinweise der Supervision, sondern der Therapeut muss auch gegebenenfalls noch einmal Manuale, Lehrbücher oder Lehrfilme zu Rate ziehen. Idealerweise arbeitet der lernende Therapeut kontinuierlich daran, seine therapeutischen Fertigkeiten zu verbessern. In der Zentralphase ist es das wichtigste Ziel des Therapeuten, da er sich nun auf die Kooperation des Patienten in der Regel verlassen kann, sein methodisches Angebot noch zu optimieren (s.a. unten unter Hindernissen). Aufgabe des Therapeuten wäre es dann, nach

- ✓ Individuelle Passung von Beziehungs-, Motivations- und Methodengestaltung? (Was funktioniert wie bei einem bestimmten Patienten, was nicht oder nur mühsam? Warum?)
- ✓ Führungsverantwortung in der Therapie aktiv wahrgenommen?
- ✓ Zielführende Motivierung des Patienten zur ggf. mühevollen, übenden Umsetzung neuer Wege des Verhaltens, Denkens, Fühlens? (Motto: Vom Wahrnehmen zum Wahrmachen, Therapeut als anfeuernder Coach!)
- ✓ Mut zur Konfrontation bei dysfunktionalem Patientenverhalten ("Empathische Konfrontation")?
- ✓ Zielkonstanz – "weniger ist mehr" berücksichtigt?
- ✓ Ergebnisse der Verlaufs-Testungen in den Prozess "rückgefüttert"?
- ✓ Auswertung der Halbzeitbilanz?
- ✓ Balance von Validieren, Fördern und Fordern?
- ✓ Verdeutlicht, dass nun die letzten "Therapiephasen" kommen?

Checkliste 4: Therapeutenaufgaben in der zentralen Arbeitsphase

jeder Stunde kurz zu reflektieren: Was waren meine Ziele für die Stunde, wie ist die Stunde verlaufen und was habe ich als Therapeut gut gemacht und was war gegebenenfalls noch optimierungsbedürftig? In der Zentralphase hat der Therapeut also auch die Aufgabe einer genaueren und gründlichen Selbstdiagnose und Selbstoptimierung hinsichtlich seiner therapeutischen Verhaltens und seiner therapeutischen Vorgehensweise. Da die therapeutische Beziehung nun belastbar sein sollte, kann der Therapeut auch den Patienten eher konfrontieren. Die empathische Konfrontation (Young, Klosko & Weishaar, 2003) balanciert Verständnis für das Problemverhalten des Patienten und seine Motivierung durch oft kindliche Verletzungen mit dem Hinweis auf die aktuelle interaktionelle Dysfunktionalität und daraus resultierende Selbst- und Fremschädigung.

Aufgaben (Ziele) für den Supervisor in der Zentralen Arbeitsphase

Wiederum ist es Aufgabe des Supervisors, den Therapeuten bei den oben genannten Prozessen zu unterstützen. In der Zentralphase sollte der Supervisor besonders auch sein umfangreiches Änderungswissen in den Prozess einbringen und dem Therapeuten spezifische und seine Fertigkeiten erweiternde Aufgaben stellen. Hilfreich in dieser Phase ist es vor allem, wenn der Supervisor auch auf Fallvignetten und Lehrfilme verweisen kann, die für die infrage stehende Problematik gute Modelle liefern. Wichtige Aufgabe des Supervisors ist es in dieser Phase auch, den Therapeuten zu unterstützen, zielstabil (Therapieplanung) zu bleiben und gegebenenfalls auch dem Patienten gegenüber das Prinzip „weniger ist mehr" zu vertreten (s.a. unten unter Misserfolgsprophylaxe).

Erfolgsindikatoren in der Zentralen Arbeitsphase

Patient: In der Zentralphase sollten sich nun deutliche Verbesserungen im Symptombereich zeigen. Das heißt entweder die Intensität der Symptome oder ihre Auftrittsdauer und Häufigkeit sollten sich zurückbilden. Ist dieses nicht der Fall, ist dies ganz sicher ein Problem und sollte sofort zur Indizierung eines

Tab. 5: Halbzeitbilanz

1. Was genau war Ihr Problem, als Sie kamen?
2. Was haben wir bzw. Sie inzwischen zur Lösung dieses Problems unternehmen können?
3. Was waren bisher für Sie wichtige berührende Erkenntnisse, Erfahrungen und Veränderungen?
4. Was ist jetzt schon anders als zu Therapiebeginn?
5. Wie zufrieden sind Sie mit den Ergebnissen?
6. Welche Hindernisse für Ihren Fortschritt in der Therapie haben Sie feststellen können?
7. Was von den therapeutischen Übungen und Angeboten hat in der Vergangenheit besonders gut funktioniert?
8. Was sollte im weiteren Verlauf der Therapie besonders betont werden?

entsprechenden diagnostischen Prozesses führen (Hindernisanalyse).
Ein weiterer Erfolgsindikator ist, dass der Patient auf Nachfragen in den entsprechenden Zwischenbilanzen sowohl Therapieziele wie Strategie als auch schon erreichte Zwischenerfolge benennen kann. Fragen, die der Therapeut im Rahmen einer Halbzeitbilanz stellen kann, sind oben aufgeführt.
Wenn der Therapeut dem Patienten diese Fragen auch während einer Bandaufnahme stellt, können Therapeut und Supervisor anschließend die Antworten des Patienten gemeinsam auswerten. In der Zentralphase dürften auch die Ergebnisse der Therapieverlaufszufriedenheit (TVZ-Fragebogen, s. Anhang) eine zentrale Rolle spielen, und die Ergebnisse sollten in beiden Teams (Therapeut/Patient und Therapeut/Supervisor) diskutiert werden.

Therapeut: Der Therapeut sollte nun das Gefühl haben, dass die Therapie „greift" und er sich innerlich öfter einmal etwas zurücklehnen kann. Art und Umfang seiner Interventionen sollten nun überwiegend dadurch gekennzeichnet sein, dass sie nur noch „Erhaltungsaufwand" erfordern oder dass es um Verbesserungen in der Wirksamkeit bereits prinzipiell vom Therapeuten beherrschter Interventionen geht. Treten dennoch krisenhafte Entwicklungen auf, ist entweder etwas Wichtiges in der Fallkonzeptualisierung übersehen worden, oder aber unerwartete kritische Lebensereignisse belasten den Patienten in erheblichem Ausmaß und stellen neue Anpassungsanforderungen.

Supervisor: Beim Supervisor stellt sich nun der Eindruck ein, dass der Therapeut den Patienten und seine Problematik begriffen hat.

Hindernisse oder Fallstricke in der Zentralen Arbeitsphase

Patient und Therapeut: Dem Patienten kann die Therapie zu diesem Zeitpunkt ggf. zu „anstrengend" werden oder bisher nur theoretisch erkannte und benannte Hindernisse wie Funktionalitäten, Umstellungsschwächen, Energiemangel etc. werden nun in ihrer faktischen Macht spürbar und behindern den Fortschritt der Therapie. Da der Therapeut flexibel auf die Auswirkungen seiner Interventionen im Sinne eines diagnostisch-therapeutischen Zirkels reagieren muss, geht es auch darum, dass der Therapeut lernt, durch Rückmeldungen sein therapeutisches Verhalten fortlaufend zu verbessern.
Dies kann der Therapeut tun, in dem er direkte Verhaltensreaktionen des Patienten auf seine Interventionen nutzt, vor allem aber auch durch die Rückmeldungen des Supervisors anhand von Videoanalysen. Der „ideale" Kandidat würde wie ein Musiker oder Schauspieler nach den Auftritten nach den einzelnen Therapiestunden sich fragen, was war mein Script, welche Methoden habe ich geplant oder spontan angewandt. Was war der Effekt beim Patienten? Warum? Was habe ich gut gemacht, was hätte ich besser machen können? Durch diese Form der „Selbst-Supervision" arbeitet der Kandidat an der Perfektionierung seines therapeutischen Inventars. Dieser Ausformungsprozess kann durchaus auch im Sinne einer klassischen Shapingprozedur verstanden werden, in der der Kandidat lernt, immer zutreffendere therapeutische Reaktionen zu zeigen. Neben der Fertigkeit, auf prinzipiell angemessene verbale oder behaviorale Reaktionen zurückgreifen zu können, muss der Kandidat auch die schwer vermittelbare Fähigkeit erwerben, diese Reaktionen auf die jeweilige Situation (die Patientenpersönlichkeit, das jeweils bearbeitete Thema, die jeweilige Therapiephase) anzupassen.

Supervisor: Aufgabe des Supervisors ist es in dieser Phase den Therapeuten besonders durch Rückmeldungen zu unterstützen, aber auch zu konfrontieren, da weiterführende Lernprozesse durch Vermeidungsstrategien blockiert werden können. Es lässt sich durchaus vermuten und empirische Befunde aus

der Supervisionsforschung sprechen dafür, dass Therapeuten in der Supervision schaminduziert ein Eindrucksmanagement betreiben und ihre tatsächlichen Probleme mit einem Patienten und seiner Behandlung während der Supervision gar nicht oder nur abgeschwächt darstellen. In der Gruppensupervision mag es auch vorkommen, dass es entlang der Gruppendynamik um eine unausgesprochene Kompetenzhierarchie geht und ein entsprechendes soziales Eindrucksmanagement, so dass auch in der Gruppensupervision eigene Schwächen eher verdeckt und eher passive und Fehler offenlegende Interaktionsformen vermieden werden. Also ist es Aufgabe des Supervisors durch Anregung, Problematisierung und auch durch Selbstöffnung ein **fehlerfreundliches Lernklima** zu schaffen. Ein wichtiger Leitsatz unseres Supervisionskonzeptes ist hier: „Mein Fehler von heute kann mein Erfolg von morgen sein".
Weitere **Aufgabe des Supervisors** ist es bei dieser Stufe auch, mit dem Therapeuten **spezifische Lernziele** festzulegen und Wege zur Erreichung dieser Ziele, sogenannte **„Supervisionsaufgaben"** (gezielte Übungen, Modelllernen, mentales Üben) zu erarbeiten und dann die **Zielerreichung** zu **überprüfen**.
Der Supervisor sollte auch durch geplante oder spontane **„Repertoiretests"** das therapeutische Repertoire des Supervisanden (z.B. Psychoedukation, Umstrukturierung automatischer Gedanken, Umgang mit Suizidalität, Beziehungstests erkennen und bestehen, Motivationsarbeit, Erfolge loben, Non-Compliance problematisieren...) testen und ggf. durch Rückmeldungen und Hausaufgaben erweitern. Solche kurzen Testsequenzen können auch in der Supervisionsstunde mit Video aufgenommen und dem Therapeuten zur häuslichen Nachbereitung mitgegeben werden.

7. Die Selbstregulations-phase

Die Selbstregulationsphase sollte bei einer Kurzzeittherapie spätestens mit der 20., bei einer Langzeittherapie spätestens mit der 35. und bei einer 80-stündigen Therapie spätestens mit der 65. Stunde einsetzen.

AUFGABEN

PATIENT	THERAPEUT	SUPERVISOR
Sein eigener Therapeut werden	Einfluss ausschleichen Rehearsal-Schleifen: Störungsmodell, Ziele, Änderungsstrategien Korrektives Feedback Erreichbares vs. Unerreichbares thematisieren	Einfluss ausschleichen Selbstregulation des Therapeuten fördern Lernprozessanalyse Therapeutenkompetenzen

Abb. 7: Aufgaben in der Selbstregulationsphase

Aufgaben für den Patienten in der Selbstregulationsphase. In dieser Phase ist es Aufgabe des Patienten, nun allmählich zu lernen, sein eigener Therapeut zu werden. Idealerweise hat er entweder seinen Therapeuten als Person und/oder die therapeutischen Vorgehensweisen und die Art der therapeutischen Beziehungsaufnahme internalisiert und ist dabei, Fremdkommunikation in Selbstkommunikation umzuwandeln.

Aufgaben (Ziele) für den Therapeuten in der Selbstregulationsphase

Der Therapeut muss in der Selbstregulationsphase beginnen, seinen Einfluss langsam auszublenden (fading out) und seine

Rolle anders zu definieren. War er zu Beginn der Therapie je nach Patientenbedürfnis fürsorgender und sich kümmernder Elternteil, wissender Berater, anfeuernder Coach oder engagierter Anwalt des Patienten, muss er sich nun ähnlich wie ein Elternteil eines jungen Erwachsenen, der sich anschickt das Elternhaus zu verlassen, eher zurücknehmen. Seine Aufgabe ist es nun, durch differenzielle Verstärkung besonders hervorzuheben, wenn sich der Patient im Sinne gelingender Selbstregulation verhält. Hierbei ist natürlich zu beachten, dass hier nicht des Guten zu viel getan wird, denn zu viel externe Verstärkung („Lob“) kann intrinsische Motivation („etwas aus inneren Beweggründen heraus tun“) durchaus abschwächen. Aufgabe des Therapeuten ist es auch, im Sinne von Rehearsal-Schleifen mit dem Patienten immer wieder in kleinen Stücken das Störungsmodell, daraus abgeleitete Ziele und bisher erfolgreiche Strategien, therapeutische Meilensteine und „moments of excellence“ zu wiederholen. In diesem Prozess der Zwischenbilanzen kann der Therapeut mögliche Verständnisschwierigkeiten oder Missverständnisse des Patienten erkennen und diese dann (ebenfalls durch geleitetes Entdecken) korrigieren.
In der Selbstregulationsphase hat der Therapeut auch die Aufgabe, das Thema einzuführen, dass gegebenenfalls die ursprünglich formulierten Ziele nicht in vollem Umfang erreicht werden können. Hier kann der Therapeut Akzeptanzstrategien einführen und den Patienten mit der Idee vertraut machen, dass auch Akzeptieren von zumindest jetzt nicht oder nur schwer Änderbarem eine spürbare Erleichterung bringen kann (vgl. Zarbock, 2008). In der Selbstregulationsphase hat der Therapeut auch die Aufgabe, zunehmend die Rolle eines Trainers oder Coaches einzunehmen, der bei Vorfällen oder Rückfällen des Patienten mit Zuversicht reagiert und das Ganze als gute Möglichkeit zur Übung, Bewährung und Erprobung umdefiniert. Dabei schreibt der Therapeut dem Patienten die Kompetenz möglicher (selbst-) therapeutischer Intervention zu und stößt diese, falls notwendig, auch an (prompting). Der Therapeut hat dann hauptsächlich die Aufgabe, die diagnostischen oder therapeutischen Ideen des Patienten zur Selbsthilfe zu bestätigen oder vorsichtig zu verbessern. In der Selbstregulationsphase wird der Therapeut quasi zum Supervisor des Patienten. Idealerweise kann er hier auf positive Erfahrung aus seiner eigenen Supervisior-Therapeut-Beziehung modellhaft zurückgreifen.

- ✓ Den Patienten zum Experten seiner Störung, seiner Person und Lebensgeschichte gemacht?
- ✓ Wiederholungen von Methoden, Einsichten, Absichten (Auffrischungsinterventionen) angeboten?
- ✓ Advocatus diaboli und ggf. angeleitete Selbstregulation ("Was aus unserem Erfahrungsschatz könnten Sie jetzt anwenden, heranziehen, benutzen?)
- ✓ Selbsthilfematerial angeboten (Bücher, Protokollbögen, Artikel)?
- ✓ Lob für Autonomie, Selbstregulation angemessen gegeben?
- ✓ Quartalstestungen als Check für gelingende SR genutzt?
- ✓ Das schon absehbare Therapieende ins Gespräch gebracht?

Checkliste 5: Therapeutenaufgaben in der Selbstregulationsphase

Aufgaben (Ziele) für den Supervisor in der Selbstregulationsphase

Eine wichtige Aufgabe des Supervisors ist es, den Therapeuten darin zu unterstützen, dass er rechtzeitig den Übergang von der Zentralphase zur Selbstregulationsphase schafft. Der Supervisor muss immer wieder verdeutlichen, dass der therapeutische Prozess nun die Förderung der Selbstfürsorge des Patienten betonen und den Patienten darin unterstützen sollte, in eigener Regie Probleme zu erkennen, entsprechend verhaltensdiagnostisch zu begreifen und Selbsthilfestrategien anzuwenden. Zu diesem Zweck sollte der Supervisor darauf achten, dass der Therapeut verstärkt Hausaufgaben und Verhaltensübungen einsetzt. Da nun im Rahmen der kassenpsychotherapeutischen Versorgung (Rüger, Dahm & Kallinke, 2005) in der Regel bereits 30-45 Stunden durchgeführt wurden, sollte die Frequenz der Sitzungen in der Regel auf 14-tägig bis monatlich verringert werden. Mit einem sogenannten Fortführungsantrag können gegen Ende der 45 Stunden nochmals 15 Stunden, insgesamt dann also 60 Stunden beantragt werden.
Therapeuten brauchen in der Regel Anleitung und Unterstützung vom Supervisor, um dem Patienten im Rahmen dieser letzen Stunden zu verdeutlichen, dass eine Therapie nicht erst dann zu Ende ist, wenn der Patient keine Probleme oder Beschwerden mehr hat, sondern dann, wenn der Patient ein hinreichend stabiles Problemlösungs- und Selbstfürsorgeverhalten entwickeln konnte. Ist der **Erwerb eines zufrieden stellenden**

Repertoires an Problemlösungsverhalten und Selbstfürsorge **absehbar nicht möglich**, ist auch **keine Indikation** für eine **Richtlinienpsychotherapie** mehr gegeben. In unserem Gesundheitssystem muss dann die für den Patienten notwendige Unterstützung außerhalb der Richtlinienpsychotherapie organisiert werden, z.B. durch hausärztliche oder psychiatrische Basisversorgung, psychotherapeutische Gespräche, Beratungsstellen, Selbsthilfegruppen etc.

Eine nach den Psychotherapierichtlinien ausnahmsweise mögliche Verlängerung der Therapie von 60 auf 80 Stunden ist nur dann indiziert, wenn sich auch begründen lässt, dass durch mehr Therapie auch noch ein mehr an Zielerreichung möglich sein kann. In diesem Fall können realistisch noch erreichbare Zielsetzungen, Rückfallprophylaxe und die Planung der Therapiebeendigung und der ggf. indizierten Nachsorge (s.o.) dargestellt werden. Der Supervisor hat hier ggf. den Therapeuten darin zu unterstützen, eine Therapie trotz Restsymptomatik mit spätestens der 60. Stunde zu beenden, wenn absehbar ist, dass durch mehr Therapie zumindest keine weiteren und stabilen Verbesserungen erreichbar zu sein scheinen.

Eine solche Veränderung des therapeutischen Angebotes und somit auch der Beziehungsdefinition des Therapeuten gegenüber dem Patienten ist nicht immer einfach. Besonders bei länger dauernden Therapieprozessen hat auch der Therapeut eine starke Bindung zum Patienten aufgebaut und gerade bei Patienten mit noch erheblicher Restsymptomatik dürfte es dem Therapeuten manchmal schwerfallen, diesen Patienten nun wieder in die eigene Verantwortung zu entlassen. Gegebenenfalls hat auch der Supervisor die Aufgabe, therapeutischen Perfektionismus zu problematisieren und den Therapeuten zu unterstützen, sich mit Nichtänderbarem beim Patienten (aber auch natürlich beim Therapeuten selber) auszusöhnen. Den Patienten in die Selbstregulation hinein zu entlassen, heißt immer auch, sich mit Grenzen abfinden zu müssen. Auch hat der Supervisor die Aufgabe, gegebenenfalls auch durch Selbstoffenbarung, den Therapeuten bei der Gestaltung seiner beruflichen Identität zu unterstützen. Der Therapeut blickt nun, vielleicht erstmalig, auf einen längeren Therapieprozess mit all seinen Hoffnungen und Ängsten, mit all seinen Höhen und Tiefen, allen Bestätigungen und Enttäuschungen zurück. Der Supervisor kann nun dem Therapeuten dabei helfen zu sortieren, was der Therapeut an diesem speziellen Therapieverlauf gelernt hat und wie er ein weiteres Stück therapeutische Kompetenz und Identität erwerben konnte. Der Supervisor kann seine Erfahrungen mit dem Therapeuten zusammenfassen auf spezifischen Änderungs- oder Lernbedarf des Therapeuten hinweisen. Hier ist der Therapeut gegebenenfalls auch bei Entidealisierungen und entsprechender Trauerarbeit zu unterstützen.

Besonders reizvoll ist es natürlich auch, wenn der Supervisor den **Supervisions- und Therapieprozess soweit parallelisieren** kann, dass er sich nun auch aus der aktiven Beraterrolle etwas zurückzieht und den Therapeuten in der Selbstregulation, d.h. im eigenständigen Anwenden von Heuristiken zur Problemanalyse und Problembewältigung, unterstützt. Wenn der Therapeut selbst schon auf der Stufe der **Selbstregulation und Automatisierung professioneller Kompetenz** angekommen ist, kann der Therapeut sich darauf verlassen, dass er eigentlich weiß, „wie es geht", und dass er nun zu einer relativ zutreffenden **Selbstsupervision** (Sulz (2007) gebraucht hier den Begriff Intravision) in der Lage ist. Die **Aufgabe des Supervisors** und der Supervisionsgruppe ist hier vor allem darin zu sehen, dass besonders gelingende Therapiesequenzen herausgestellt werden. Bei etwaigen Unsicherheiten des Therapeuten in der Therapiedurchführung wird der Supervisor erst einmal **Selbstregulationsprozesse** des Therapeuten durch geleitetes Entdecken und Kompetenzzuschreibung verstärken und nicht vorschnell (wieder) in die Rolle des ratenden Experten verfallen. Somit soll auch durch eine entsprechende supervisorische Didaktik die Selbstregulation unterstützt werden. Im Ausbildungsverlauf mit mehreren Supervisoren hintereinander kann es natürlich sein, dass erst der letzte Supervisor verstärkt auf Selbstregulation und Automatisierung setzen kann, da der Ausbildungskandidat erst zu diesem Zeitpunkt auf dieser Stufe „angekommen" ist.

Erfolgsindikatoren in der Selbstregulationsphase

Patient: Ein Erfolgsindikator beim Patienten ist natürlich seine gelingende Selbstregulation, die sowohl im Selbstbericht, im Videoband wie auch in den sich verbessernden Testergebnissen deutlich werden sollte. Im Sinne des VT-Phasenmodells sollten nun beim Patienten bei einem idealen Therapieverlauf nicht nur symptomatische, sondern auch positive Veränderungen im Hintergrund deutlich werden. Dementsprechend sollte der Patient über verbesserte psychosoziale Kontakte berichten können und familiäre, berufliche oder private Problembereiche sollten zumindest partielle Besserungen zeigen. Es ist unsere Auffassung, dass nur bei der Verbesserung auch des „Symptomhintergrundes" ein möglicher aktueller Therapieerfolg langfristig stabil bleiben kann. Sollten sich Hintergrund- und Umfeldfaktoren beim Patienten überhaupt nicht ändern lassen, ist ein langfristiger Therapieerfolg eher unwahrscheinlich. Bei Fehlen solcher Erfolgsindikatoren wäre dann noch zu versuchen, ob der Patient über die verstärkte Anwendung von Akzeptanzstrategien zumindest eine sekundäre Entlastung durch die Aufgabe des „Kampfes" gegen das, was anscheinend nicht zu verändern ist, erreichen kann.

Therapeut: Der Therapeut beginnt sich „eigentlich überflüssig" zu fühlen, und hat oft Freude daran, wenn der Patient über die erfolgreiche Anwendung von in der Therapie erarbeiteten Strategien, Einstellungen oder Lebenshaltungen berichten kann.

Supervisor: Der Supervisor hat nun vermehrt das Gefühl, „auf gleicher Augenhöhe" mit dem Therapeuten zu sein.

Hindernisse oder Fallstricke in der Selbstregulationsphase

Patient: Manche Patienten scheinen jedoch die Phase der Selbstregulation nicht erreichen zu können. Solange der Therapeut stützt, leitet oder „füttert", bleiben Stimmung, Störungsbewältigung sowie generell aktives Annäherungsverhalten (statt generalisierter oder spezifischer Vermeidung) auf einem erträglichen Niveau stabil. In Zeiten längerer Therapieunterbrechung (z.B. Urlaub), rutscht der Patient aber wieder zurück und alles scheint beim Alten.

Der Therapeut wird gemeinsam mit dem Patienten versuchen, mögliche Hindernisse für eine erfolgreiche Automatisierung und Selbstregulation zu erkennen und zu verändern. Ressourcenorientiert wird der Therapeut auch Umfeldbedingungen oder innere Haltungen des Patienten hervorheben, die zu einer Automatisierung und Stabilisierung des Erreichten beitragen. Es ist aber auch **Aufgabe des Therapeuten**, zu erkennen, wenn ein Patient dauerhaft nicht in der Lage ist, die Automatisierungs- und Selbstregulationsstufe zu erreichen. In der Regel ist der Patient dann selbst wegen chronischer Erschöpfung, mangelnder Motivation, reduzierter Lern- und Umstellungsfähigkeit oder chronischer psychosozialer Belastung (z.B. durch eine gewalttätigen Partner, von dem er sich aber nicht trennen will) nicht in der Lage, selbstständig die Veränderungen aufrechtzuerhalten. Für manche Patienten ist es dann angezeigt, eine niedrige Erhaltungsdosis an Therapie (z.B. 4- bis 6-wöchig ein Termin) anzubieten. Durch solche Angebote können manche Patienten dann in der Lage sein, Veränderungen aufrechtzuerhalten, da der Therapeut immer wieder motiviert, verstärkt, wiederholt und durch ein dauerhaftes Beziehungsangebot den Patienten unterstützt.

Therapeut: Eine Misserfolgsquelle kann darin bestehen, dass der Therapeut zu aktiv ist und sich nicht „ausblenden" kann. Manche Patienten können den Patienten durch appellatives Verhalten geradezu verführen, dass er in seiner Rolle als Ratgeber bleibt, anstatt dem Patienten nun das Steuer in die Hand zu geben.

Supervisor: Analog zum Therapeuten kann es auch dem Supervisor schwerfallen, weniger wichtig zu werden und sich von der sicheren Rolle des (besser-)wissenden Experten zu verabschieden. Bei manchen Therapeuten und natürlich fast regelhaft im ersten Drittel der eigenen Fallarbeit von Therapeuten wird der Supervisor in einer Expertenrolle verbleiben müssen. Es kann aber auch sein, dass der Supervisor den Übergang der Therapie in die Selbstregulationsphase nicht hinreichend anregt und nach dem Modell „mehr desselben" bis zur letzten Therapiestunde arbeitet. Auch für den Supervisor gilt es therapeutischen und supervisorischen Perfektionismus rechtzeitig zu erkennen, damit er – trotz bisher eingeschränkter Zielerreichung – den Therapeuten bei seiner Aufgabe unterstützen kann, dass der Patient zumindest lernt „halbe" Lösungen in eigener Regie, in Selbstregulation, zu gestalten und aufrechtzuerhalten.

8. Die Beendigungsphase

AUFGABEN

PATIENT	THERAPEUT	SUPERVISOR
Abschied nehmen	Verantwortung an Patienten zurückgeben	Restsymptomatik aushalten lehren
Erfolge stabil halten	Schriftliche Ergebnissicherung für den Patienten	Fehler- und Erfolgsanalyse der Therapie/Supervision
Sich mit Restsymptomatik aussöhnen	Therapiebilanz	
	Abschied gestalten	

Abb. 8: Aufgaben in der Beendigungsphase

Die zentrale **Aufgabe des Patienten in der Beendigungsphase** ist es, Abschied von einer für ihn wichtigen Erfahrung und oft auch wichtigen Person zu nehmen und die in der Therapie erworbenen Einsichten und Fertigkeiten aktuell und auch für eine absehbare Zukunft in eigene Regie zu übernehmen.
Der Patient muss sich nun darauf vorbereiten, fast gänzlich wieder auf eigenen Füßen stehen zu können.

Aufgaben (Ziele) für den Therapeuten in der Beendigungsphase

Auch der Therapeut hat nun die Aufgabe, noch mehr Verantwortung an den Patienten abzugeben. In der Rückschau auf die Therapie wird der Therapeut die Erfolge überwiegend auf den Patienten attribuieren („Sie haben ..."). Unter manchen Umständen ist es aber auch wichtig, dass man die Bindung betont und ein „Wir haben erreicht ..." anbieten kann. Der Therapeut wird den Patienten in der Beendigungsphase noch einmal dazu anregen, auch Schriftliches anzufertigen, damit die Therapie und ihre Ergebnisse für den Patienten auch nach längerer Zeit noch zugänglich sind. Hierbei sind Meilensteine,

Durchbrüche, durchgestandene Krisen, Aufgabe von Vermeidungsverhalten, neuerworbene Kompetenzen und grundlegende Einstellungsänderungen besonders herauszustellen. Auch die Bearbeitung der bei Therapiebeginn erstellten Zielskalierung ist eine hervorragende Gelegenheit zur Bilanzierung. Im Sinne einer Abschlussbilanz wird der Therapeut den Patienten auch anregen, folgende in Tabelle 6 aufgelistete Fragen schriftlich zu klären.

Durch eine solche Abschlussbilanz kann der Therapeut dem Patienten auch formal deutlich machen, dass nun die Beendigungsphase eintritt. Formal ist dieses auch dadurch gekennzeichnet, dass spätestens jetzt die Stundenfrequenz auf zwei- bis dreiwöchig oder sogar für die letzten zwei/drei Stunden monatlich oder vierteljährlich ausgedehnt wird.

Im Rahmen der Abschlussbilanz wird der Therapeut auch den psychometrisch dokumentierten Therapieverlauf (Quartalstestungen zur Verlaufsmessung, zumindest aber Prä-post-Testung), die Zielerreichungsskalierung und den sozialmedizinischen Verlauf (Veränderungen in Bezug auf Arbeitsunfähigkeit, Krankheitstage, medizinische Inanspruchnahme) mit dem Patienten besprechen.

Tab. 6: Abschlussbilanz

1. Was war mein Problem?
2. Was waren seine Ursachen?
3. Wie genau habe ich mein Problem bzw. seine Ursachen aufheben können?
4. Was habe ich alles in der Therapie erreicht?
5. Was habe ich nicht erreicht? Warum? Wie kann ich damit umgehen?
6. Was muss ich tun, damit meine therapeutischen Erfolge stabil bleiben?
   (oder paradox: Was müsste ich tun, damit es mir wieder so richtig schlecht geht?)
7. Woran würde ich merken, dass es wieder schlimmer wird (Frühwarnsymptommanagement) ?
8. Was würde ich dann tun?
9. Welche Lebensbelastungen (critical life events) sind in den nächsten 5-10 Jahren absehbar? Wie kann ich diese bewältigen?

- ✓ Verantwortung an Patienten zurückgegeben?
- ✓ Positives aus der Therapie hervorgehoben?
- ✓ Psychometrie prä-post besprochen (reliable und klinisch signifikante Veränderungen)?
- ✓ Zielerreichungsskalierung prä-post besprochen?
- ✓ Sozialmedizinische Entwicklung (Arbeitsunfähigkeit, Krankheitstage, stationäre Aufenthalte, Medikation, Arztbesuche) reflektiert?
- ✓ Abschlussbilanz anfertigen lassen und bearbeitet?
- ✓ Trauer und Abschied aktiv angesprochen?
- ✓ Ggf. "Abschiedsritual" überlegt und durchgeführt?
- ✓ Die Zeit nach der Therapie mit dem Patienten "geplant"?

Checkliste 6: Therapeutenaufgaben Beendigungsphase

Aufgaben und Ziele für den Supervisor in der Beendigungsphase

Der Supervisor hat hier vor allem die Aufgabe, den Therapeuten in der Beendigungsphase zu unterstützen. Die Therapie ist auch gegebenenfalls dann zu beenden, wenn der Patient noch oder sogar wieder Symptomatik zeigt. Bei längeren Therapien kommt es manchmal vor, dass Patienten wieder vermehrt klagen, Symptomverschlechterungen als Signal dafür zeigen, dass sie möchten, dass die Therapie doch noch fortgeführt wird. Dies ist natürlich besonders bei Patienten der Fall, die sozial und beruflich eher wenig eingebunden sind und für die die therapeutische Beziehung eine wichtige Quelle von Kontakt und Verstärkung darstellt. Der Supervisor wird mit dem Therapeuten gleiche Themen wie in der Selbstregulationsphase bearbeiten und auch diskutieren, ob man die Therapie klar beenden sollte oder aber ob es sinnvoll ist, dem Patient gegebenenfalls noch über Jahre hinweg Krisen- oder Follow-up-Termine anzubieten. Dieses Angebot einer niederfrequenten Langzeitbetreuung ist seit kurzem auch für Psychotherapeuten durch die Abrechnungsmöglichkeit sogenannter psychotherapeutischer Gespräche möglich, allerdings im Rahmen von Ausbildungstherapie wohl nicht zu realisieren. Mit solchen psychotherapeutischen Gesprächen könnte man einem Patienten unbegrenzt einmal pro Monat für 50 Minuten sehen. Dies wird sich natürlich nur bei chronisch belasteten Patienten anbieten und ist auch in der Regel nur dann indiziert, wenn diese monatlichen Termine stabilisierenden, erfolgsaufrechterhaltenden oder zumindest doch deutlich lindernden Charakter haben können. In der Beendigungsphase wird der Supervisor mit dem Therapeuten noch einmal auf dem Weg, der gegangen wurde, zurückschauen und mögliche richtige wie auch „falsche“ Einschätzungen und Entscheidungen **(Fehler- und Erfolgsanalyse)** für den Lernprozess für den Therapeuten (aber auch natürlich des Supervisors) reflektieren. Hilfreich ist auch hier der Vergleich der verschiedenen Informationsebenen. Der Supervisor wird seinen eigenen Eindruck, die Meinung und Darstellung des Therapeuten und die Ergebnisse der psychometrischen Messungen sowie die Äußerungen des Patienten (Video!) als unterschiedliche Informationsquellen werten und gemeinsam mit dem Therapeuten in der Supervision untersuchen können, wie weit diese Informationsquellen konkordant oder diskordant sind. Gerade bei Diskordanz wäre es Aufgabe des Supervisors, noch einmal auf die Suche nach den Quellen solcher Diskordanzen zu gehen und sie entweder generell (geringe Korrelation der Datenebenen in der Psychologie) oder patientenspezifisch (dysfunktionale Eigenschaften wie Klagsamkeit oder unaufgelöste Funktionalitäten) zu analysieren. Auch ist es Aufgabe des Supervisors, nun abschließend in der Beendigungsphase mit dem Therapeuten noch einmal nicht nur auf den Therapieprozess, sondern auch auf den Supervisionsprozess zurückzuschauen. Was fand der Therapeut hilfreich, was fand er vielleicht auch weniger hilfreich? Wo hat er sich unterstützt gefühlt, wo gab es im Supervisionsprozess Missverständnisse, was hätte sich der Therapeut anders gewünscht? (Protokollvorschlag im Anhang). Der Supervisor kann dann auch aus seiner Sicht den Therapieprozess und die Gestaltung des Therapieprozesses durch den Therapeuten reflektieren und dem Therapeuten Feedback über seine professionelle Entwicklung während der Therapie aus Sicht des Supervisors geben.

Erfolgsindikatoren in der Beendigungsphase

Patient: Als ein abschließender Erfolgsindikator kann natürlich die Ergebnisqualität gewertet werden, wie sie sich aus der Differenz zwischen Prä- und Postwerten in der Psychometrie und in dem Ausmaß der schriftlich eingeschätzten Zielerreichung darstellt. Neben dieser Datenebene kann man auch die mündliche Therapiebilanz als Erfolgsindikator herbeiziehen, hierbei ist es natürlich besonders hilfreich, wenn diese auf dem Videoband aufgezeichnet ist. Supervisor und Therapeut können überlegen, welche Therapieziele auf der Selbstregulationsstufe stabilisiert worden sind. Wie sieht die Prognose hinsichtlich der Stabilität dieser Zielerreichung im weiteren Lebensverlauf des Patienten aus?

Therapeut: In der Regel hat man als Therapeut ein Evidenzgefühl, ob eine Therapie gut gelaufen ist. Gerade Anfänger neigen aber zur Fehlattributionen, indem sie sich und mangelndem therapeutischen Wissen die „Schuld" für mangelnde Therapieerfolge geben, die aber eher in der Art der Störung oder sonstigen Umständen zu suchen sind. Es kann aber hilfreich sein, sich zu vergegenwärtigen, dass aus Patientensicht der aktuelle Zustand bei Therapieende für die Zufriedenheit mit dem Therapieergebnis entscheidender zu sein scheint als noch so große Veränderungen gemessen am Ausgangszustand. Wenn der Patient am Therapieende symptomfrei ist oder zumindest wieder „normal" funktionieren kann, ist er meist zufrieden. Wenn er trotz großer positiver Veränderungen noch immer deutlich leidet und in der Lebensführung beeinträchtigt ist, ist auch die Zufriedenheit mit der Therapie deutlich reduziert (Meyer & Schulte, 2002).

Supervisor: Der Supervisor hat auf Grund seiner Praxiserfahrung und der Literaturkenntnis (Cooper, 2008) ggf. ein realistischeres Bild davon, was man bei diesem Patienten (Störungsart, Schweregrad, Erkrankungsdauer, Komorbiditäten, Anzahl erfolgloser Vorbehandlungen, einschränkendes psychosoziales Umfeld, Mangel an Ressourcen) hätte überhaupt erreichen können. Einen so relativierten Erfolgsmaßstab wird er daher auch bei der rückschauenden Therapiebeurteilung anlegen und mit dem Therapeuten diskutieren.

Hindernisse oder Fallstricke in der Beendigungsphase

Patient: Hier gilt analog das für die Selbstregulationsphase Gesagte. Patienten, die die Selbstregulationsphase nicht bewältigen, tun sich natürlich auch sehr schwer, die Therapie zu beenden.

Therapeut: Es kann jedoch auch sein, dass es dem Therapeuten schwerfällt, sich zu trennen oder die Begrenztheit und die aus formalen Gründen (Ende des bezahlten Stundenkontingentes) notwendige Beendigung der Therapie dem Patienten gegenüber zu vertreten. Daher kann es zu einem „schmutzigen" Therapieabbruch gegen Ende der Therapie kommen, wobei bei klarem Eingeständnis und offener Thematisierung der Grenzen des bisherigen Therapieprozesses auch eine reguläre und von Therapeut wie Patient reflektierte Beendigung der Therapie möglich gewesen wäre. Praxiserfahrungen zeigen, dass viele Patienten, die erst glaubten ohne Therapie wirklich nicht zurechtkommen zu können, nach Therapieende durchaus ihre Erfolge stabilisieren oder noch weiterführende Schritte machen konnten. Für chronisch kranke Patienten mit geringen psychosozialen Ressourcen bietet sich bei Therapieende immer die „Anbindung" an eine Selbsthilfegruppe oder ähnliche Institutionen an. Eine solche Überleitung in eine Dauerbetreuung kann auch eine Form der Misserfolgsprophylaxe darstellen und helfen, den Patienten (auf niedrigem, aber verbesserten) Funktionsniveau zu stabilisieren.

Supervisor: Der Supervisor sollte das Thema Misserfolge in der Therapie (Lutz, Kosfelder & Jormann, 2000; Fischer-Klepsch, Münchau & Hand, 2009) offen und akzeptierend angehen. Der Erfolg einer Psychotherapie kann vom Therapeuten allein nicht garantiert werden, sondern ist auch sehr stark von außertherapeutischen Faktoren abhängig, die vom Therapeuten nicht beeinflusst werden können. Ein solches Wissen kann den Therapeuten entlasten und auch dem Patienten ermöglichen, dass eine (weitere) Psychotherapie zu einem späteren Zeitpunkt oder fortgesetzte Selbsthilfe doch noch positive Auswirkungen haben können.

9. Die Follow-up-Phase

Aufgabe des Patienten in der Follow-up-Phase mit gegebenenfalls monatlichen oder sogar nur halbjährlichen Terminen oder gegebenenfalls gar keinen therapeutischen Terminen ist es, die therapeutischen Ergebnisse zu stabilisieren und gegebenenfalls auch bei erneuten Belastungen (Lebenskrisen) aufrechtzuerhalten.

Die Aufgaben (Ziele) für den Therapeuten in der Follow-up-Phase

Der Therapeut hat die Aufgabe, gemeinsam mit dem Supervisor zu klären, welche Art von Follow-up er dem Patienten anbieten möchte. Dies ist sicherlich auch stark von den institutionellen Rahmenbedingungen und Möglichkeiten abhängig, natürlich aber auch von den persönlichen Bindungen zwischen Therapeut und Patient. Bei etwaigen Follow-up-Terminen hat der Therapeut die Aufgabe, ressourcenorientiert auf das zu schauen, was der Patient aus dem Therapieergebnis entwickelt hat. Gegebenenfalls muss der Therapeut der Versuchung widerstehen, bei Verschlechterungen zum Follow-up-Termin vorschnell ein neues Therapieangebot zu machen. Gegebenenfalls muss der Therapeut auch lernen, mit Enttäuschungen (Hat das Ganze so wenig gebracht?) umzugehen, die aber auch darin bestehen können, dass der Patient den Follow-up-Termin aus Zeitmangel nicht wahrnimmt oder einfach vergisst.

- ✓ An den Patienten "geglaubt"?
- ✓ Prinzip der Auffrischung und minimalen Intervention berücksichtigt?
- ✓ Mit Unveränderbarem leben lernen und leben lehren?
- ✓ Ggf. an andere Behandler verweisen können?

Checkliste 7: Therapeutenaufgaben in der Follow-up-Phase

Aufgaben (Ziele) für den Supervisor in der Follow-up-Phase

Der Supervisor hat die Aufgabe und die Chance, sofern er die Ergebnisse der Follow-up-Termine zur Kenntnis bekommt, seine Hypothesen über den Patienten wie auch den Therapieverlauf noch einmal mit dem tatsächlichen Langzeitergebnis der Therapie zu kontrastieren.

Erfolgsindikatoren in der Follow-up-Phase

Patient: Falls möglich, wäre neben dem verbalen Selbstbericht des Patienten natürlich auch eine nochmalige Testung mit zumindest stabilem Ergebnis im Vergleich zur Therapiebeendigung ein Erfolgsindikator. Weitere Erfolgsindikatoren wären harte psychosoziale Fakten wie weiterhin bestehende oder neu eingetretene Arbeitsfähigkeit oder Arbeitstätigkeit, weiterhin bestehende oder neu eingegangene feste Partnerschaft, nachhaltige Verbesserungen zu relevanten Bezugspersonen oder der Erwerb relativ stabiler Freizeitinteressen und Tätigkeiten.

Therapeut und Supervisor: Kann der Therapeut den Patienten noch einmal zu einem Follow-up-Termin sehen, wird er seinen persönlichen Eindruck von dem, was und wie der Patient seinen Lebensverlauf nach Therapieende schildert, mit den objektiveren Erfolgsindikatoren (s.o.) vergleichen können. Hilfreich ist vielleicht auch die Frage an den Patienten, was ihm die Therapie im Rückblick gebracht und ob sich die Therapie gelohnt habe. Natürlich muss man bei den Antworten die Tendenz zur sozialen Erwünschtheit berücksichtigen. Aber nicht wenige Patienten berichten, dass ihnen allein die Tatsache, dass sich ein Therapeut so um sie gekümmert hat und unterstützende Anteilnahme an ihnen und ihrem Leben genommen hat, für ihr weiteres Leben wieder Mut gegeben hat, auch dann, wenn sich im Symptombereich keine gravierenden Veränderungen haben erzielen lassen.

Hindernisse oder Fallstricke in der Follow-up-Phase

Patient: Für den Patienten geht es darum, dass er die unter üblichen Umgebungs- und Organismus-Bedingungen automatisierten neue Erlebens- und Verhaltensregulation auch unter erneuten Belastungen stabil halten kann. Die Belastungsquellen können unterschiedlicher Art sein. Es kann sich um eine generelle Schwächung des Organismus durch längerdauernde organische Erkrankung handeln. Weitere typische Belastungen sind Trennungen, Arbeitsplatzverlust, Partnerschaftskonflikte, familiäre Überlastungssituationen etc. Traumatisierende Belastungen stellen natürlich auch Situationen dar, die intensive und/oder über eine längere Zeitdauer wirkende Emotion wie Angst, Ekel oder Wut oder Trauer auslösen. Solche intensiven Belastungen können nun die neu gelernten Reaktionen wieder abschwächen oder löschen. Hierzu gibt es aus der Lernpsychologie klassische Befunde. So waren z. B. die gelöschten Angstreaktionen bei Pavlows Versuchshunden nach einer Überschwemmung der Zwinger, die die Tiere zwang, einige Zeit zu schwimmen, wieder in voller Stärke vorhanden.

Therapeut und Supervisor: Ein Weg der Misserfolgsprophylaxe ist es, den Patienten auf solche Bewährungssituationen vorzubereiten, was in der Regel schon in der Beendigungsphase passiert sein sollte. Bei symptomatischen Rückfallen oder Befindlichkeitsverschlechterungen sind vor allem destruktive Alles-oder-nichts-Einschätzungen wie „Die ganze Therapie hat nichts gebracht" zu verhindern. Zukünftige Belastungssituationen sollten dem Patienten auch unter dem Aspekt der Herausforderung und der Lernchance nahegebracht werden.

10. Kritische Diskussion und Nachwort

Das Konzept einer Aufgabenzentrierten Supervision, wie hier vorgestellt, bedarf sicherlich noch weiterer Ausarbeitung. Viele der hier dargestellten Einschränkungen und grundsätzlich kritischen Einwände verdanke ich einer schriftlichen Stellungnahme des Kollegen Sascha Gönner zu einer Erstfassung des Manuskriptes. Natürlich habe ich in der Diskussion dieser Einwände versucht, diese zu relativieren oder argumentativ zu entkräften.

Die therapeutischen Aufgaben sind bisher auf sehr unterschiedlichem Niveau spezifiziert. Z.B. ist die Abklärung, ob eine Psychose vorliegt, eine gut und einfacher beschreibbare Aufgabe. Die Aufgabe hingegen, dem Patienten eine komplementäre Beziehung anzubieten, dürfte schwieriger zu beschreiben und auch zu erfüllen sein. Auch könnte man in einem weiteren Schritt genauer zwischen Aufgaben unterscheiden, die unverzichtbare Prozessstandards darstellen (z.B. Diagnostik) oder solchen, die nur bei einem Teil der Patienten erfüllt werden müssen (z.B. eine intrinische Therapiemotivation aufzubauen).

Daher kann natürlich der vorgelegte Text keine „stand alone"-Anleitung für die Gestaltung und Qualitätssicherung von Supervision sein, sondern verweist mit all der verwandten Begrifflichkeit implizit auf die gängigen Lehrbücher und Manuale der VT sowie auf die umfangreichen Auflistungen und Erklärungen von supervisorischen Techniken und Strategien, wie sie z.B. Schmelzer (1997) oder Sulz (2007) bieten.

Auch ist in der hier vorgelegten Veröffentlichung meist nicht genau definiert worden, was eine gute und was eine weniger gute Aufgabenerfüllung ist. Dies ist naturgemäß schwer und empirisch nur unter der Verwendung von entsprechenden Einschätzskalen und (!) bei trainierten Ratern zu erreichen. Ein Beispiel für eine solche Skala findet sich im Anhang. Bei Frank (2009) wird der entsprechende Konstruktionsprozess näher dargestellt.

Es wird im Konzept auch, zumindest teilweise, impliziert, dass der Therapieerfolg des Patienten wesentlich von der Qualität der therapeutischen Arbeit und Aufgabenerfüllung abhängt. Zu wenig wurde vielleicht betont, dass Therapeut und Supervisor ihre Arbeit auch sehr „ordentlich" machen können, und dass man trotzdem keine Verbesserungen auf Seiten des Patienten sieht. In diesem Fall bestünde aber ggf. die Kompetenz des Supervisors darin, den Therapeuten anzuregen gemeinsam mit dem Patienten über eine frühzeitige Therapiebeendigung nachzudenken.

Supervision steht immer in der Dialektik von Unterstützung einerseits und Kontrolle andererseits (Zimmer, 2009). Dies ist für die Supervidierten sehr offensichtlich. Mit der Vorlage und ggf. auch verbindlichen Anwendung von Strukturierungsgesichtspunkten zur Supervision, wie wir sie hier mit dem Konzept phasenspezifischer Aufgaben für Patient, Therapeut und Supervisor vorgelegt haben, betrifft diese Dialektik auch den Supervisor selbst. Die hier vorgestellten Strukturierungshilfen und Betrachtungsgesichtspunkte sind natürlich einerseits Hilfestellungen und Arbeitserleichterungen, andererseits könnten sie aber vom Supervisor auch als Reglementierungen und Einschränkungen eigener professioneller Kreativität erlebt werden.

Im Rahmen von Supervision in Ausbildungskontexten geht es aber nicht nur um Kompetenzverbesserung von Therapeuten und postgraduale Lernprozesse, sondern auch zentral um Patientensicherheit. Die Patienten haben den berechtigten Anspruch trotz der noch wenig erfahrenen, daher oft noch unsicheren, aber auch enthusiastischen und persönlich sehr engagierten Therapeuten eine Therapie lege artis zu erhalten. Gerade diese Problemlage rechtfertigt aus meiner Sicht den Versuch, Supervision durch Strukturierung nachvollziehbarer zu machen.

Der Begriff der Aufgabe und das Konzept der Therapiephasen schienen uns besonders geeignet, um angemessenes supervisorisches Vorgehen zu explizieren.

Durch die explizite Benennung therapeutischer Aufgaben kann auch der Supervisand dem Supervisor konkret rückmelden, ob er sich bei dem Erkennen und der Bewältigung therapeutischer Aufgaben durch die und in der Supervision unterstützt fühlt. Damit wird der Supervisionsprozess transparenter und die supervisorische Beziehung kann trotz aller Kompetenzunterschiede zwischen erfahrenem Supervisor und lernendem Therapeuten gleichberechtigter werden.

Die Außenperspektive des Supervisors kann somit auf ein „objektives" Drittes, die therapiephasenspezifischen Aufgaben,

bezogen werden. Nach unserer Ansicht lässt sich eine so gestaltete Supervision als kooperatives, ziel- und lösungsorientiertes Problemlösen verstehen, das in einer vertrauensvollen, fehlerfreundlichen, Sicherheit gebenden, aber auch anspornenden Atmosphäre stattfinden kann.
Meine Hoffnung ist natürlich auch, dass durch die beschriebene Form von Supervision sowohl Therapeut als auch Supervisor den Patienten noch besser bei der Bewältigung seiner therapeutischen und Lebens-Aufgaben unterstützen können.

11. Literatur

Cooper, M. (2008). Essential research findings in counseling and psychotherapy. London: Sage.

Efstation, J.F., Patton, M.J. & Kardash, C.A.M. (1990). Measuring the working alliance in counselor supervision. Journal of Counseling Psychology, 37, 322-329.

Falender, C.A. & Schafranske, E. P. (2006). Clinical supervision: A competency based approach (3rd ed). Washington, DC: American Psychological Association.

Fischer-Klepsch, M., Münchau, N. & Hand, I. (2009). Misserfolge in der Verhaltenstherapie. In: Margraf, J. & Schneider, S. (Hrsg.). Lehrbuch der Verhaltenstherapie, 3. vollständig bearbeitete und erweiterte Auflage, Bd. 1, S. 261- 276. Heidelberg: Springer.

Foster, J.T., Lichtenberg, J.W. & Peyton, V. (2007). The supervisory attachment relationship as a predictor of the professional development of the supervisee. Psychotherapy Research, 17 (3), 343-350.

Frank, B. (2008). Erstellung einer Adhärenzskala für Psychotherapie. Diplomarbeit, FB Psychologie, Universität Hamburg.

Fydrich, T., Laireiter, A.R., Saile, H. & Engberding, M. (1996). Diagnostik und Evaluation in der Psychotherapie. Zeitschrift für klinische Psychologie, 25, 161-168.

Greenberg, L. S. (2007). A guide to conducting task analysis of psychotherapeutic change. Psychotherapy Research, 17 (1), 15-30.

Grawe, K. (1998). Psychologische Therapie. Göttingen: Hogrefe.

Grawe, K. (2004). Neuropsychotherapie. Göttingen: Hogrefe.

Hess, S.A., Knox, S., Schultz, J.M., Hill, C.E., Sloan, L., Brandt, S. et al. (2008). Predoctoral interns´nondisclosure in supervision. Psychotherapy Research, 18 (4), 400-411.

Kosiol, E. (1978). Aufgabenanalyse und Aufgabensynthese. In: Erwin Grochla (Hrsg.). Elemente organisatorischer Gestaltung, 66-84. Hamburg Rowohldt.

Krampen, G. (2002). Stundenbogen für die Allgemeine und Differentielle Psychotherapie (STEP). Göttingen: Hogrefe.

Lammers, C.-H. (2007). Emotionsbezogene Psychotherapie. Stuttgart: Schattauer.

Linden, M., Langhoff, C. & Milew, D. (2007). Das Mehrebenen-Modell psychotherapeutischer Kompetenz. Verhaltenstherapie, 17, 52-59.

Linden, M., Langhoff, C. & Rotter, M. (2007). Definition, operationalization and quality assurance of psychotherapy. An investigation with the behavior therapy competence checklist (BTCC). Psychiatria Danubia, 19 (4), 308 -316.

Lohmann, B. (2001). Effiziente Supervision. Hohengehren: Schneider Verlag.

Lutz, W., Kosfelder, J. & Joormann, J. (Hrsg.) (2005). Misserfolge und Abbrüche in der Psychotherapie. Bern: Huber.

Lutz, W., Schürch, E., Stulz,N., Böhnke, J.R., Schöttke, H. et al. (2009). Entwicklung und psychometrische Kennwerte des Fragebogens zur Evaluation von Psychotherapieverläufen (FEP. Diagnostica, 55 (2), 106-116.

Prochaska, J.O. & Di Clemente, C.C. (1992). In search of how people change. Applications to addictive behaviors. American Psychologist, 47, 1102-1114.

Meyer, F. & Schulte, D. (2002). Zur Validität der Beurteilung des Therapieerfolgs durch Therapeuten. Zeitschrift für Klinische Psychologie und Psychotherapie, 31, 53-61.

Roediger, E. (2008). Praxis der Schematherapie. Stuttgart: Schattauer.

Roediger, E. (2009). Was ist Schematherapie?. Paderborn: Junfermann.

Rüger, U., Dahm, A. & Kallinke, D. (2005). Faber/Haarstrick, Kommentar Psychotherapie-Richtlinien (7. Aufl.). München: Urban & Fischer.

Schmelzer, D. (1997). Verhaltenstherapeutische Supervision. Göttingen: Hogrefe.

Sulz, S.K.D. (2007). Supervision-Intervision-Intravision. München: CIP-Medien.

Willutzki, U. (2005). Supervision in der Psychotherapieausbildung. In: Laireiter, A.R. & Willutzki, U. (Hrsg.). Ausbildung in Verhaltenstherapie. Göttingen: Hogrefe.

Young, J.E. & Klosko, J.S. (2006). Sein Leben neu erfinden. Wie Sie die Lebensfallen meistern. Paderborn: Junfermann.

Young, J.E., Klosko, J.S. & Weishaar, M.E. (2003). Schema Therapy. A practioner´s guide. New York: Guilford.

Zarbock, G. (1994). Emotional-imaginative Umstrukturierung traumatischer Episoden. Verhaltenstherapie, 4, 122-129.

Zarbock, G. (2008). Praxisbuch Verhaltenstherapie. Lengerich: Pabst Science Publishers.

Zarbock, G., Drews, M., Bodansky, A. & Dahme, B. (2009). The evaluation of supervision: Construction of brief questionnaires for the supervisor and supervisee. Psychotherapy Research, 19 (2), 194-204.

Zimmer, D. (2009). Supervision in der Verhaltenstherapie. In: Margraf, J. & Schneider, S. (Hrsg.). Lehrbuch der Verhaltenstherapie (Bd. 1., 3. Aufl., S. 925- 936). Heidelberg: Springer.

Anhang

1. Ärztlicher Konsiliarbericht vor Aufnahme einer Psychotherapie

Chiffre: ______________________

1. Vorgeschichte

Hat d. Pat. Unfälle oder somatische Erkrankungen, die möglicherweise in Zusammenhang mit ihrer/seiner psychischen Störung stehen — ❍ nein ❍ ja

Wenn **ja**, welche

____

2. Daten zur Person

Größe ____ Gewicht ____ RR.____mm HG Puls ____Schläge i. d. Min.

3. Erkrankungen

a) Sind Krankheiten des Nervensystems bekannt? ❍ nein ❍ ja
b) Sind Krankheiten des Herzens oder des Gefäßsystems bekannt? ❍ nein ❍ ja
c) Sind Krankheiten der Atmungsorgane bekannt? ❍ nein ❍ ja
d) Sind Anzeichen einer Zuckererkrankung bekannt? ❍ nein ❍ ja
e) Ist eine Nierenerkrankung bekannt? ❍ nein ❍ ja
f) Liegen Anzeichen für eine schwere Bluterkrankung vor? ❍ nein ❍ ja
g) Liegen Anzeichen einer Schilddrüsenerkrankung vor? ❍ nein ❍ ja
h) Sind Anzeichen einer Allergie bekannt? ❍ nein ❍ ja
h) Sind sonstige erhebliche organische Erkrankungen bekannt? ❍ nein ❍ ja
Wenn **ja**, welche?

____

4. Medikamente

a) Psychopharmaka: Präparat(e)/Dosierung ❍ nein ❍ ja

____

Können die genannten Medikamente abgesetzt werden? ❍ nein ❍ ja
Wenn **ja**, in welcher Weise?

____

b) Sonstige Medikamente ❍ nein ❍ ja

____

c) Können die psychischen Symptome ggf. Nebenwirkungen dieser Medikamente sein? ❍ nein ❍ ja

d) Besteht Medikamentenabhängigkeit? ❍ nein ❍ ja
Falls **ja**, ärztliche Anordnung des Entzuges, Therapievorschlag

___

e) Verdacht auf andere Abhängigkeiten oder Missbrauchsverhalten (Alkohol, Drogen)? ❍ nein ❍ ja
Wenn **ja**, von was?

___

5.
Sind aus Ihrer Sicht organische Erkrankungen ursächlich für die psychische Problematik des Patienten? ❍ nein ❍ ja
Wenn **ja**, welche, warum?

___

6.
Liegen aus Ihrer Sicht Hinweise auf eine psychotische Erkrankung (z. B. Schizophrenie, bipolare Störung, Manie, Wahn) vor? ❍ nein ❍ ja
Ja und zwar

___

7.
Sonstige Bemerkungen

8. Diagnose (n): ___

9.
Sind weitere medizinische (z. B. psychiatrische oder neurologische) Untersuchunen erforderlich?
Wenn **ja**, welche? ____

10.
Ist der Patient körperlich so weit belastbar, dass er Übungen außer Haus durchführen kann (z.B. zuvor vermiedene Angstsituationen aufsuchen wie: Kaufhaus, Kino, hohe Türme, Fahrstuhl fahren)? ❍ nein ❍ ja

Stempel **Datum** **Unterschrift**

2. Supervisionsprotokoll

Chiffre des Patienten: ....

Laufende Stunde (inkl. Probatorik): ....

Therapiephase (gem. Phasenmodell): ....

Supervisionsdatum: ....

Vor der Supervisionsstunde auszufüllen:

1. Vorrangiges (Krisen, Selbst- und Fremdgefährdung, notwendige diagnostische Abklärung, medizinische Mitbehandlung etc.)

2. Stand der Symptomatik (Veränderung von psychopathologischer und interpersoneller Symptomatik/Problematik im Vergleich zum letzten Supervisionstermin)

3. Veränderung in Lebensumständen und psychosozialen Problemen (berufliche Probleme, Arbeitslosigkeit, organische Erkrankung, familiäre Probleme etc.)

4. Aktuelle **Aufgaben** des Patienten im Therapieprozess und Performance (Aufgabenerfüllung) des Patienten. Reflektion von gut gelingender Aufgabenerfüllung, aber auch von Hindernissen. Analyse möglicher Gründe für die Hindernisse.

Nach der Supervisionsstunde auszufüllen:

5. Hauptthema der Supervisionsstunde inkl. Hinweise und verbindliche Aufforderungen des Supervisors (Fachaufsicht).

6. Meine **Aufgaben** als Therapeut für die folgenden Therapiestunden. Worauf sollte ich besonders achten? Wie kann ich mich auf eine gute Aufgabenerfüllung vorbereiten?

7. Wie zufrieden war ich mit der Supervisionsstunde? Was hätte besser laufen können? Für wen ergeben sich welche **Aufgaben** in Bezug auf die Gestaltung des Supervisionsprozesses daraus?

3. Fallreflexion – zur letzten Supervisionsstunde mitzubringen

1. Ergebnisse der Therapie

a) Änderungen in der Erfüllung der ICD-10-Symptomatik: Sind die diagnostischen Kriterien noch erfüllt?

b) Prä-post-Testergebnisse, Veränderungen im Persönlichkeitsbereich und ggf. auch beim sonstigen Hintergrund (Kompetenzen, Kontakte, Interessen, Beziehungen). Reflexion der Veränderungen? Meine eigene subjektive Einschätzung des Therapieergebnisses inkl. der weiteren Prognose des Patienten.

c) Sozialmedizinischer Verlauf (Arbeitsunfähigkeit, Krankheitstage, stationäre Aufenthalte, Medikation, Arztbesuche)?

2. Aufgabenreflexion

a) Welche direkten oder indirekten Aufgaben konnte der Patient gut bewältigen, welche nur knapp, welche gar nicht oder nur schlecht?

b) Welche Aufgaben sind mir gut gelungen, welche weniger gut? Warum?
Was könnte ich in Zukunft besser machen? Ergibt sich aus dem Fall für mich spezifischer Klärungs-, Lern- oder Trainingsbedarf?

3. Prozessreflexion

a) Hätte ich mehr oder andere Unterstützung in der Supervision gebraucht?

b) Welche seiner Aufgaben hat der Supervisor aus meiner Sicht gut bewältigt?

c) Was hätte ich mir anders gewünscht?

4. Psychopathologischer Befund (© A. Mundt)

Patient: *Datum:* *Unterschrift Untersucher:*

Psychischer Befund		**Pathologische Merkmale**		
Bewusstseinsstörungen:				
Quantitatives Bewusstsein	☐ o.B.	☐ Benommenheit	☐ Somnolenz	☐ Sopor/Koma
Qualitatives Bewusstein	☐ o.B.	☐ Trübung/Verwirrung	☐ Einengung	☐ Verschiebung
Orientierungsstörungen:				
Orientierung	☐ o.B.	☐ zeitlich ☐ örtlich	☐ situativ	☐ zur Person
Aufmerksamkeitsstörungen:				
Aufmerksamkeit/Auffassung	☐ o.B.	☐ herabgesetzt	☐ verzögert	
Konzentration	☐ o.B.	☐ herabgesetzt	☐ fluktuierend	
Gedächtnis	☐ o.B.	☐ KZG beeinträchtigt	☐ LZG (> 10 min.) beeinträchtigt	
Spezifische Gedächtnisstörung	☐ o.B.	☐ Konfabulation	☐ Paramnesien	
Formale Denkstörungen:				
Formales Denken	☐ o.B.	☐ gehemmt	☐ verlangsamt	☐ umständlich
		☐ eingeengt	☐ perseverierend	☐ grübeln
		☐ Gedankendrängen	☐ ideenflüchtig	☐ vorbeireden
		☐ Gedankenabreißen	☐ inkohärent/zerfahren	☐ Neologismen
Befürchtungen und Zwänge:				
Phobien	☐ o.B.	☐ objektbezogen	☐ personenbezogen	☐ hypochondrisch
Zwänge	☐ o.B.	☐ Zwangsgedanken	☐ Zwangsimpulse	☐ Zwangshandlungen
Wahn:				
Wahnbildung	☐ o.B.	☐ Wahnstimmung ☐ Wahnwahrnehmung	☐ Wahneinfall	☐ Wahngedanken
		☐ Manifester Wahn – Thema:		
		○ Beziehung	○ Verfolgung	
		○ Eifersucht	○ Hypochondrie	
		○ Schuld	○ Größe	
		○ Verarmung	○ Andere Inhalte:	
Sinnestäuschungen:				
Wahrnehmung:	☐ o.B.	☐ Illusionen	☐ Halluzinationen:	
			○ akustisch	○ olfaktorisch
			○ optisch	○ gustatorisch
			○ taktil	○ coenästhetisch
Ich-Störungen:				
Ich-Bewusstsein	☐ o.B.	☐ Derealisation	☐ Depersonalisation	☐ Fremdbeeinflussung
		☐ Gedankenausbreitung	☐ Gedankenentzug	☐ Gedankeneingebung
Störungen der Affektivität:				
Befindlichkeit und Affekt	☐ o.B.	☐ affektarm	☐ deprimiert	☐ hoffnungslos
		☐ ängstlich	☐ euphorisch	☐ dysphorisch
		☐ gereizt	☐ innerlich unruhig	☐ klagsam/jammerig
		☐ Insuffizienzgefühle	☐ Schuldgefühle	☐ Verarmungsgefühle
		☐ ambivalent	☐ Parathymie	☐ affektlabil
		☐ affektinkontinent	☐ affektstarr	
		☐ gesteigertes Selbstwertgefühl	☐ Gefühle der Gefühllosigkeit	☐ Störung der Vitalgefühle
Antriebs- und psychomotorische Störungen:				
Antrieb	☐ o.B.	☐ antriebsarm	☐ antriebsgehemmt	☐ antriebsgesteigert
		☐ motorisch unruhig	☐ Parakinesen	☐ manieriert/bizarr
		☐ theatralisch	☐ mutistisch	☐ logorrhoeisch
Circadiane Besonderheiten:				
Circadiane Rhythmik	☐ o.B.	☐ morgens schlechter	☐ morgens besser	
		☐ abends schlechter	☐ abends besser	
Schlaf	☐ o.B.	☐ Einschlafstörungen	☐ Durchschlafstörungen	☐ Früherwachen

5. Leitsymptom-Screening nach ICD-10-Forschungskriterien

Die Reihenfolge orientiert sich in etwa nach der Häufigkeit, in der in Deutschland die psychischen Störungen anzutreffen sind. Die Fragen dienen nur zur Überblicksgewinnung und bei positiver Beantwortung liegt es nahe, entweder eine entsprechende ICD-10-Checkliste zu Rate zu ziehen oder zumindest genauer die einzelnen Merkmale der ICD-10-Störungskriterien abzufragen.
Der Therapeut sollte gemeinsam mit dem Patienten die Fragen durchgehen und die Inhalte der Frage ggf. erläutern und verständlich machen.

		Bei Bejahung Hinweis auf und Abklärungsnotwendigkeit für:
1	Hatten Sie in Ihrem Leben jemals eine Phase, in der Sie sich über eine längere Zeit, mindestens aber über 14 Tage hinweg, andauernd niedergedrückt, depressiv, ohne Freude und Interesse an bekannten Aktivitäten oder antriebslos gefühlt haben?	☐ F 32 Depressive Episode
2	Hatten Sie schon einmal über mindestens 6 Monate hinweg einen schweren und belastenden Schmerz, für den Ihr Arzt keine genaue Ursache hat finden können?	☐ F 45.4 Schmerzstörung
3	Gibt es bei Ihnen verschiedene körperliche Symptome, z.B. des Herzens, des Verdauungssystems oder der Haut, ohne dass diese erfolgreich behandelt werden konnten oder dass eine eindeutige medizinische Ursache dafür aufgefunden werden konnte?	☐ F 45 Somatoforme Störung
4	Sind Sie jemals in Ihrem Leben von anderen darauf angesprochen worden, dass Sie zu viel trinken, oder dass Sie Probleme mit Alkohol haben? Oder hatten Sie selbst den Eindruck, dass Sie Ihr Trinken nicht mehr kontrollieren konnten, und eigentlich mehr getrunken haben, als Sie ursprünglich wollten?	☐ F 10.1-F 10.2 Alkohol-Problematik
	Nehmen Sie außer Alkohol regelmäßig Drogen, z. B. Cannabis, Kokain, Ecstasy oder vom Arzt nicht verschriebene Schmerz- oder Beruhigungsmittel zu sich?	☐ F 11, F14, F 19 Drogenproblematik

5	Haben Sie vor irgendetwas (z. B. kleinen Tieren, Anblick von Blut etc.) intensive Ängste, die dazu führen, dass Sie die Begegnung mit diesen Objekten oder Situationen vermeiden?	☐ F 40.2 Spezifische Phobie
6	Haben Sie deutliche Angst davor, Aufmerksamkeit auf sich zu ziehen, oder Angst, in der Öffentlichkeit zu erröten, zu erbrechen oder die Kontrolle über Ihre Blase oder Ihren Stuhlgang zu verlieren?	☐ F 40.1 Soziale Phobie
7	Haben Sie ausgeprägte Angst vor Menschenmengen, öffentlichen Plätzen oder generell vor Situationen, aus denen Sie glauben, keinen Fluchtweg mehr zu haben, oder vermeiden Sie weite Entfernungen von Ihrem Zuhause ohne Begleitung Ihnen vertrauter Personen?	☐ F 40.0 Agoraphobie
8	Haben Sie schon Angstanfälle ohne scheinbaren Grund erlebt, bei denen Sie panische Angst hatten und/oder Ihr Herz sehr stark klopfte, der Schweiß ausbrach, Sie anfingen zu zittern oder unter Mundtrockenheit litten oder bei denen Sie das Gefühl hatten, die Kontrolle zu verlieren, oder die Angst hatten, verrückt zu werden?	☐ F 41 Panikstörung
9	Waren Sie schon über einen Zeitraum von mindestens 6 Monaten generell besorgt, insbesondere darüber, dass Ihnen oder einem nahen Angehörigen etwas Schlimmes passieren oder ein Unglück zustoßen könnte? Waren Sie während dieser Zeit übermäßig angespannt, nervös oder besorgt?	☐ F 41.1 Generalisierte Angststörung
10	Haben Sie je in der Vergangenheit unter Gedanken gelitten, die Sie unsinnig, beängstigend, bedrohlich oder beschämend empfanden (z. B. den Gedanken, Sie könnten anderen unwissentlich etwas angetan haben oder andere könnten durch Ihre Schuld zu Schaden kommen)?	☐ F 42.0 Zwangsgedanken
11	Haben Sie die Erfahrung gemacht, dass Sie bestimmte Handlungen (wie z. B. waschen, kontrollieren oder zählen) immer wieder durchgeführt haben, um eine innere Spannung oder Besorgnis abzubauen?	☐ F 42.1 Zwangshandlungen

12	Waren Sie schon einmal über längere Zeit (mindestens 6 Monate) davon überzeugt, an einer schweren körperlichen oder seelischen Erkrankung oder einer Entstellung oder Missbildung zu leiden, obwohl ärztliche Untersuchungen mehrfach ergeben haben, dass Sie gesund sind?	☐ F 45.2 Hypochondrie
13	Sind Sie schon einmal Opfer oder Zeuge einer Katastrophe, eines Verbrechens oder einer sonstigen Bedrohungssituation geworden, und hat dies dazu geführt, dass Sie darüber nicht hinweggekommen sind und sich Erinnerungen und Bilder daran immer wieder aufdrängen oder sich Ihre Lebensführung oder Ihr Lebensgefühl nachhaltig verändert hat?	☐ F 43.1 Posttraumat. Belastungsstörung
14	Waren Sie als Reaktion auf eine außergewöhnliche Belastung (z. B. eine eigene Erkrankung, einen Trauerfall, eine Trennungssituation) schon einmal über einen längeren Zeitraum hinweg ängstlich, depressiv oder sonst wie beeinträchtigt?	☐ F 43.2 Anpassungs-Störung
15	Ist es schon einmal vorgekommen, dass Sie mit Heißhungergefühl größere Mengen Nahrung in sich hineingeschlungen haben? Haben Sie diese dann ggf. anschließend wieder erbrochen?	☐ F 50.2 Bulimia nervosa
16	Haben Sie schon einmal eine längere Zeit so auf Ihr Körpergewicht geachtet, dass andere Menschen Sie darauf angesprochen haben, dass Sie zu dünn sind und eigentlich zunehmen sollten?	☐ F 50.0 Anorexia nervosa
17	Hatten Sie schon einmal Phasen in Ihrem Leben, in denen Sie kaum Schlaf brauchten, Sie große Pläne hatten und sehr viel mehr als sonst aktiv waren, sehr viel mehr als sonst gesprochen und unter schnell wechselnden Einfällen gelitten haben?	☐ F 30 Manische Episode

18	Kam es schon einmal vor, dass Sie sich von anderen beobachtet, beeinflusst oder verfolgt gefühlt haben, dass Ihre Gedanken für andere hörbar waren oder Ihnen von anderen eingegeben wurden, oder aber dass Sie Stimmen gehört haben, die Ihre Handlungen kommentierten, oder dass Sie festgestellt haben, dass bestimmte Ereignisse oder Vorgänge (z. B. die Nachrichten im Fernsehen) eine spezielle und nur für Sie bestimmte Bedeutung hatten?	☐ F 20 Schizophrenie
19	Hatten Sie jemals Probleme mit der Orientierung (nicht wissen, wo man ist), mit dem Gedächtnis (häufiges Verlegen oder Vergessen wichtiger Dinge) oder der Aufmerksamkeit (Ungeschicklichkeiten, Unfälle, Abwesenheitszustände, Tagträume)?	☐ Störung des Gedächtnisses und der Aufmerksamkeit
20	Gibt es sonstige seelische oder soziale Probleme, Konflikte, Besonderheiten oder Ereignisse, die entweder von Ihnen selbst oder nahen Bezugspersonen (Partner, Kollegen) als auffällig, problematisch, störend oder bedrohlich eingestuft wurden oder werden?	☐ Sonstiges

6. Ziele für Ihre Verhaltenstherapie

Woran genau würden Sie merken, dass Ihre Therapie erfolgreich war? Was möchten Sie gerne erreichen? Beschreiben Sie bitte konkrete Situationen: z. B. möchten Sie jetzt mehr Selbstwertgefühl haben. Eine konkrete Situationsschilderung könnte dann sein:

So ist es jetzt	**Datum der Ziel-formulierung**	**Mein Ziel: So soll es sein / Dies möchte ich erreichen**	**Datum der Ein-schätzung**	**Zielerreichung (0% - 100%)**
Beispiel: Immer wenn mein Chef mich zu sich hereinruft, fange ich an zu schwitzen, zittere und fühle mich minderwertig. Hinterher bin ich den ganzen Tag traurig und denke: „Nie machst Du etwas richtig“		In Ruhe anhören, was mein Chef sagt. Ungerechtigkeiten und unangemessene Kritik freundlich, aber bestimmt zurückweisen können. Mir selbst meine bisherigen guten Leistungen verdeutlichen und denken: „Fehler macht jeder“. Ruhig und gelassen weiterarbeiten.		

7. TVZ (Therapieverlaufzufriedenheit)

Name: ______________________________

geb.: ________________

Datum: __________ **Quartal:** __________

Bitte lesen Sie die folgenden Aussagen und beurteilen Sie jeweils, wie Sie die Ergebnisse des bisherigen Therapieverlaufes einschätzen würden. Kreuzen Sie bitte dazu jeweils die Antwortkategorie an, die Ihrer persönlichen Meinung am besten entspricht.

	stimme gar nicht zu	stimme eher nicht zu	weder noch	stimme eher zu	stimme vollkom-men zu
1. Im Vergleich zum Therapiebeginn bin ich heute durch meine Probleme weniger belastet.	0	1	2	3	4
2. Die bisherigen Einsichten und Erkenntnisse aus der Therapie haben mir geholfen, die Ursachen meiner Probleme besser zu verstehen.	0	1	2	3	4
3. Die bisherigen therapeutischen Übungen und Aufgaben haben mir geholfen, mich in Bezug auf meine Probleme angemessener zu verhalten.	0	1	2	3	4
4. Heute bin ich mit meinem Familienleben / meiner Partnerschaft zufriedener als bei Therapiebeginn.	0	1	2	3	4
5. Heute ist meine Leistungsfähigkeit im Beruf/Haushalt besser als zu Therapiebeginn.	0	1	2	3	4
6. Heute fühle ich mich im Kontakt zu anderen Menschen (außerhalb der Familie/ Partnerschaft) sicherer als zu Therapiebeginn.	0	1	2	3	4
7. Heute bin ich mit der Gestaltung meiner Freizeit zufriedener als zu Therapiebeginn.	0	1	2	3	4
8. Es geht mir heute insgesamt **schlechter** als zu Therapiebeginn.	0	1	2	3	4
9. Mit dem bisherigen Verlauf meiner Therapie bin ich insgesamt zufrieden.	0	1	2	3	4

	stimme gar nicht zu	stimme eher nicht zu	weder noch	stimme eher zu	stimme vollkommen zu
9. Mit meinen eigenen Beiträgen während des bisherigen Therapieverlaufs bin ich zufrieden.	0	1	2	3	4
10. Mit den Beiträgen meiner Therapeutin/meines Therapeuten während der bisherigen Therapie bin ich zufrieden.	0	1	2	3	4
11. Wenn ich auf den bisherigen Therapieverlauf zurückblicke, denke ich, diese Therapieform ist für die Behandlung meiner Beschwerden erfolgversprechend.	0	1	2	3	4
13. In absehbarer Zeit kann ich auch ohne weitere Therapie zurechtkommen.	0	1	2	3	4
14. Viele therapeutische Vorgehensweisen und Erkenntnisse kann ich schon eigenständig anwenden.	0	1	2	3	4
15. Ich benötige sicher noch viele Stunden Therapie, damit ich meine Probleme bewältigen kann.	0	1	2	3	4
16. Meine körperliche Gesundheit ist heute besser als zu Therapiebeginn.	0	1	2	3	4
17. In den letzten 3 Monaten hatte ich weniger Krankheitstage/Krankschreibungstage als zu Therapiebeginn.	0	1	2	3	4

8. Fragebogen zur Erfassung des Psychotherapieverlaufes FPV-33

Autor: Gerhard Zarbock, Xilin Wang, Bernhard Dahme

Institution ____________________________ Patientenchiffre________________________

laufende FPV-Nummer (wievielte FPV-Messung?) ___________

Ausfülldatum Tag_____Monat______ Jahr ______

Behandlungswochen (wie viele bis jetzt) seit Therapiebeginn _______________

Anzahl der bisher durchgeführten Psychotherapiestunden einzeln und/oder Gruppe__________

Ambulante ☐ oder **stationäre** ☐ Behandlung? (Zutreffendes bitte ankreuzen)

Wie würden Sie Ihren **körperlichen Gesundheitszustand** in **den letzten zwei Wochen** einschätzen?

☐	☐	☐	☐	☐	☐	☐
sehr schlecht	schlecht	eher schlecht	weder noch	eher gut	gut	sehr gut

Wie würden Sie Ihr **seelisches Befinden** in **den letzten zwei Wochen** einschätzen?

☐	☐	☐	☐	☐	☐	☐
sehr schlecht	schlecht	eher schlecht	weder noch	eher gut	gut	sehr gut

Wie **zufrieden** sind Sie in **den letzten zwei Wochen** mit Ihrem **Leben**?

☐	☐	☐	☐	☐	☐	☐
sehr unzufrieden	unzufrieden	eher unzufrieden	weder noch	eher zufrieden	zufrieden	sehr zufrieden

Im folgenden Fragebogen finden Sie Aussagen zu Gefühlen, Empfindungen und Problemen, die man haben kann. Bitte lesen Sie jede Aussage durch und schätzen dann ein, wie häufig die beschriebenen Gefühle, Empfindungen und Probleme bei Ihnen **in den letzten zwei Wochen** aufgetreten sind. Beispiel:

	niemals	selten	manchmal	oft	sehr oft
„Ich war müde."	0	1	2	3	4 X

Im Beispiel wurde „sehr oft" angekreuzt, da sich die ausfüllende Person in den letzten zwei Wochen stets müde gefühlt hat. Kreuzen Sie bitte dasjenige (0-4) an, was auf Sie am ehesten zutrifft.

Einige der Aussagen beschreiben **eher positive Zustände**, einige Aussagen **eher negative Zustände.**
Bitte entscheiden Sie bei **jeder einzelnen Aussage**, inwieweit die Aussage auf Sie **innerhalb der letzten zwei Wochen** zugetroffen hat.

Der Beurteilungszeitraum bezieht sich auf **die letzten zwei Wochen**. Bitte beurteilen Sie, wie weit folgende Gefühle, Empfindungen und Probleme bei Ihnen in den letzen zwei Wochen aufgetreten sind.		niemals	selten	manchmal	oft	sehr oft
1.	Ich war fröhlich.	0	1	2	3	4
2.	Ich habe mich zufrieden gefühlt.	0	1	2	3	4
3.	Ich war guter Dinge.	0	1	2	3	4
4.	Ich habe das Leben bejaht.	0	1	2	3	4
5.	Ich habe mich voller Energie gefühlt.	0	1	2	3	4
6.	Ich hatte den Eindruck, mich selbst unter Kontrolle zu haben.	0	1	2	3	4
7.	Ich habe einen Sinn in meinem Leben wahrgenommen.	0	1	2	3	4
8.	Ich habe an mich selbst glauben können.	0	1	2	3	4
9.	Ich habe mich unabhängig gefühlt.	0	1	2	3	4
10.	Ich bin vielen Interessen nachgegangen.	0	1	2	3	4
11.	Ich fühlte mich ängstlich.	0	1	2	3	4
12.	Ich fühlte mich nervös oder spürte ein inneres Zittern.	0	1	2	3	4
13.	Ich fühlte, dass mein Herz unruhig schlug oder raste.	0	1	2	3	4
14.	Ich fühlte mich angespannt oder aufgeregt.	0	1	2	3	4
15.	Ich hatte Angst- oder Panikattacken.	0	1	2	3	4
16.	Ich dachte daran, mir das Leben zu nehmen.	0	1	2	3	4
17.	Ich hatte das Gefühl, eigentlich wertlos zu sein.	0	1	2	3	4
18.	Ich fühlte mich ohne Hoffnung für meine Zukunft	0	1	2	3	4
19.	Alles erschien mir gleichgültig oder sinnlos.	0	1	2	3	4
20.	Ich habe mich von allem überfordert oder als Versager gefühlt.	0	1	2	3	4
21.	Es fiel mir schwer, anderen zu zeigen, dass ich anderer Meinung war.	0	1	2	3	4

Der Beurteilungszeitraum bezieht sich auf **die letzten zwei Wochen**. Bitte beurteilen Sie, wie weit folgende Gefühle, Empfindungen und Probleme bei Ihnen in den letzen zwei Wochen aufgetreten sind.		niemals	selten	manchmal	oft	sehr oft
22.	Es fiel mir schwer, mich zu widersetzen oder mich zu verteidigen, wenn ich durch andere schikaniert oder schlecht behandelt wurde.	0	1	2	3	4
23.	Es fiel mir schwer, anderen gegenüber meine Rechte durchzusetzen, auch wenn es eigentlich erforderlich gewesen wäre.	0	1	2	3	4
24.	Ich habe mich von anderen Menschen verlassen gefühlt.	0	1	2	3	4
25.	Ich hatte den Eindruck, dass ich von anderen Menschen nicht akzeptiert werde.	0	1	2	3	4
26.	Ich habe mich anderen Menschen gegenüber machtlos und ausgeschlossen gefühlt.	0	1	2	3	4
27.	Von anderen Menschen habe ich mich zu leicht überreden lassen.	0	1	2	3	4
28.	Von anderen Menschen habe ich mich zu sehr ausnutzen oder rumkommandieren lassen.	0	1	2	3	4
29.	Anderen Menschen gegenüber war ich verlegen.	0	1	2	3	4
30.	Von der Not anderer Menschen habe ich mich zu sehr berühren lassen.	0	1	2	3	4
31.	Es fiel mir schwer, mich über den Erfolg oder das Glück anderer Menschen zu freuen.	0	1	2	3	4
32.	Es fiel mir schwer, andere Menschen in ihren Wünschen und Zielen zu unterstützen.	0	1	2	3	4
33.	Ich habe mich in die Angelegenheiten anderer Menschen zu sehr eingemischt.	0	1	2	3	4

9. Testauswertung des FPV-33 (M. Drews und G. Zarbock, IVAH, 2010)

Die Skalenwerte bzw. der Gesamtwert werden ermittelt, indem man die Werte der vorhandenen Antworten addiert und durch die Anzahl der vorhandenen Antworten dividiert. D. h. im Fall von fehlenden Werten (missing values) können die verschiedenen Skalenwerte bzw. der Gesamtwert weiterhin berechnet werden, es ist jedoch ratsam dieses Vorgehen nur durchzuführen, solange mindestens 80% der Antworten vorhanden sind. Die Itemnummern der jeweiligen Skala und die notwendige Anzahl der Items können unten angefügter Item-Skala-Tabelle entnommen werden. Der Gesamtwert ergibt ein Maß für die psychosoziale Belastung (höhere Werte bedeuten kränkere Patienten).
Das Konstrukt **Selbst-Ermächtigung** (Self-Empowermant, 1. Unterskala) umfasst eine positive Stimmungslage, eine generalisierte Annäherungsmotivation und eine internale Kontrollattribution. Hiermit steht es in der Nähe der Selbst-Wirksamkeit (Bandura), ergänzt diese noch um emotionale und motivationale Aspekte. Als Basis für eine erfolgreiche psychosoziale Lebensbewältigung sollte die Selbst-Ermächtigung im Verlaufe einer Therapie zunehmen. Ohne ein hinreichendes Maß an Selbst-Ermächtigung dürfte dem Patienten auch die Energie und die Motivation fehlen, positive Veränderungen zu gestalten und beizubehalten oder negative Zustände zu konfrontieren (anstatt sie wie bisher zu vermeiden).
Die im FPV-33 angefragten **Angstsymptome** (Angst, 2. Subskala) erfassen das Vorliegen einer ängstlich-angespannten Grundstimmung bis hin zu Panikattacken.
Die im FPV-33 erfragten **Depressionssymptome** (Depression, 3. Subskala) beschreiben Gefühle von Wertlosigkeit, Erschöpfung, Antriebsverlust und Suizidimpulse. Item 16 ist ein **Alarmitem** für Suizidalität. Hier muss sofort bei Werten ab „3" nachexploriert werden, um die Suizidgefahr einzuschätzen.
Die im FPV-33 erfragten sozialen Probleme (Soziale Probleme, 4. Subskala) umfassen mangelnde Selbstbehauptung und interaktionelle Dependenz, das Gefühl, abgelehnt und ausgeschlossen zu sein, sowie Probleme mit prosozialen Empfindungen (Mitfreude). Die erfragten sozialen Probleme sind sicherlich nicht homogen und könnten ggf. nach den Dimensionen des interpersonellen Zirkels (Dominanz-Unterwerfung, Feindseligkeit-Freundlichkeit) näher aufgeschlüsselt werden.

Der Gesamtwert kann (nach **Umpolung** der positiv gefassten Selbst-Ermächtigungs-Subskala) als Maß für die globale **psychosoziale Gesamtbelastung** aufgefasst werden. Um den Gesamtwert zu berechnen, müssen die Items Nr. 1 - 10 der Skala *Selbst-Ermächtigung* zunächst umkodiert werden (0=4, 1=3, 2=2, 3=1, 4=0).
Zur **Kontrolle** und zum **Abgleich** sind am Anfang des Tests drei **unabhängige Global-Items** zur Einschätzung des **körperlichen Gesundheitszustandes**, der **seelischen Befindlichkeit** und der generellen **Lebenszufriedenheit** vorgegeben. Die Einschätzung des körperlichen Gesundheitszustandes kann erfahrungsgemäß relativ unabhängig von der seelischen Dimension sein. Die eingeschätzte seelische Befindlichkeit müsste mit dem Gesamtwert des FPV-33 korrespondieren. Unterscheidet sich unerwarteter Weise die Einschätzung der Lebenszufriedenheit deutlich von den anderen Einschätzungen, sollte diese Diskrepanz (z.B. „Wie erklären Sie sich diese Unterschiede? Einerseits geben Sie an, dass..., schätzen sich aber doch andererseits als ganz zufrieden ein. Wie haben Sie das geschafft?").
Um festzustellen, ob sich im Verlauf der Therapie **signifikante Veränderungen** der Messwerte im Vergleich zu einem früheren Messzeitpunkt (z.B. zum Behandlungsbeginn) ergeben haben, hat sich in der Literatur die Berechnung der klinisch bedeutsamen Differenz durchgesetzt (*RC, reliable change,* Jacobson & Truax, 1991)[1]. Dabei werden die Differenzen der Messungen aus 2 unterschiedlichen Messzeitpunkten in Relation zum Messfehler bzw. der Reliabilität des Instruments betrachtet. Überschreitet eine Differenz *RC*, so kann man davon ausgehen, dass sie klinisch bedeutsam ist. Weiterhin kann ein Messwert in Relation zu einem **cut-off Wert** (Wise, 2004)[2] betrachtet werden. Er gibt die Grenze zwischen Normpopulation und klinischer Population an. Beim **Unterschreiten** bei negativ gepolten (Angst, Depression, soziale Probleme, psychosoziale Gesamtbelastung) oder beim **Überschreiten** der positiv gepolten Skala (Self-Empowerment) gehört das Individuum mit größerer Wahrscheinlichkeit der gesunden Population an.

Item-Skala-Tabelle				
Skala	**Itemnummer**	**notwendige Anzahl**	**RC**	**cut-off**
Selbst-Ermächtigung (Self-Empowerment)	1 - 10	8	,53	2,47
Angst (Anxiety)	11 - 15	4	,81	1,27
Depression (Depression)	16 - 20	4	,59	0,62
Soziale Probleme (Social Problems)	21 - 33	11	,53	0,86
Gesamtwert (psychosoziale Gesamtbelastung)	1 - 33	27	,33	1,07

Normierung

Die Normierung erfolgt anhand einer Stichprobe (N=119) gesunder Probanden. Da die Verteilung der Rohwerte signifikant von einer Normverteilung abweicht, wurden die Daten mittels Flächentransformation in vergleichbare Prozentrangwerte transformiert (Lienert & Raatz, 1998). Die PR-Tabelle zeigt die möglichen Rohwerte (RW) und die zugehörigen Prozentränge (PR).

⇨

PR-Tabelle FPV-33

Selbstermächtigung (Selfempowerment)		Angst (Anxiety)		Depression (Depression)		Soziale Probleme (Social Problems)		Gesamtwert (psychosoziale Gesamtbelastung)	
RW	PR	RW	PR	RW	PR	RW	PR	RW	PR
0,00		0,00	5,9	0,00	50,4	,00	0,8	0,00	
0,10		0,20	15,1	0,20	70,6	,08	7,6	0,03	
0,20		0,40	23,5	0,40	78,2	,15	11,8	0,06	<0,8
0,30		0,60	38,7	0,60	83,2	,23	17,6	0,09	0,8
0,40		0,80	52,1	0,80	85,7	,31	21,8	0,12	1,3
0,50		1,00	65,5	1,00	89,9	,38	28,6	0,15	1,7
0,60		1,20	72,3	1,20	90,8	,46	34,5	0,18	4,2
0,70		1,40	77,3	1,40	94,1	,54	42,9	0,21	5,0
0,80		1,60	83,2	1,60	96,6	,62	45,4	0,24	5,9
0,90	<0,8	1,80	88,2	1,80	97,5	,69	51,3	0,27	8,4
1,10	0,8	2,00	94,1	2,00	97,9	,77	58,8	0,30	8,8
1,20	1,2	2,20	95,8	2,20	98,3	,85	64,7	0,33	9,2
1,30	1,7	2,40	97,5	2,40	99,2	,92	71,4	0,36	10,9
1,40	2,5	2,60	97,9	2,60	100	1,00	77,3	0,39	13,4
1,50	4,2	2,80	98,3			1,08	81,5	0,42	14,3
1,60	5,0	3,00	99,2			1,15	84,0	0,45	16,0
1,70	8,4	3,20	99,6			1,23	85,7	0,48	18,5
1,80	9,2	3,40	100			1,31	89,1	0,52	23,5
1,90	10,1					1,38	89,5	0,55	24,4
2,00	10,9					1,46	89,9	0,58	25,2
2,10	13,4					1,54	90,8	0,61	27,7
2,20	15,1					1,62	91,6	0,64	29,4
2,30	19,3					1,69	93,3	0,67	32,8
2,40	28,6					1,77	94,1	0,70	35,3
2,50	37,0					1,85	95,0	0,73	40,3
2,60	38,7					1,92	95,8	0,76	45,4
2,70	45,4					2,00	96,2	0,79	47,1
2,80	54,6					2,08	96,6	0,82	51,3
2,90	60,5					2,15	97,5	0,85	55,5
3,00	68,1					2,23	98,4	0,88	57,1
3,10	73,1					2,31	99,2	0,91	62,2
3,20	79,0					2,38	100	0,94	66,4
3,30	84,9							0,97	72,3
3,40	92,4							1,00	73,1
3,50	94,1							1,03	73,9
3,60	95,0							1,06	74,8

Selbstermächtigung (Selfempowerment)		Angst (Anxiety)		Depression (Depression)		Soziale Probleme (Social Problems)		Gesamtwert (psychosoziale Gesamtbelastung)	
3,70	95,8							1,09	75,6
3,80	98,3							1,12	77,3
3,90	100							1,15	78,5
								1,18	79,8
								1,21	81,1
								1,24	82,4
								1,27	83,2
								1,30	84,0
								1,33	84,9
								1,36	85,7
								1,39	86,6
								1,42	88,2
								1,45	88,6
								1,48	89,1
								1,52	89,9
								1,55	91,6
								1,58	92,1
								1,61	92,7
								1,64	93,3
								1,67	93,8
								1,70	94,4
								1,73	95,0
								1,76	95,2
								1,79	95,4
								1,82	95,7
								1,85	96,0
								1,88	96,3
								1,91	96.6
								1,94	96,9
								1,97	97,2
								2,00	97,5
								2,03	97,9
								2,06	98,3
								2,09	99,2
								2,12	99,4
								2,15	99,7
								2,18	100,0

Beachte: Den tatsächlich aufgetretenen Höchstwerten wurde der Prozentrang 100 zugeordnet, höhere Rohwerte sind nicht dargestellt. Einige mögliche Rohwerte sind in der Vergleichsstichprobe nicht aufgetreten, die dazugehörigen Prozentränge sind mittels geschätzt

Jacobson, N. S. & Truax, P. (1991). Clinical significance: A statistical approach to defining meaningful change in psychotherapy research. Journal of Consulting and Clinical Psychology,59, 12–19.

Lienert G.A. & Raatz, U. (1998). Testaufbau und Testanalyse. Weinheim: PVU.

Wise, E. A. (2004). Methods for analyzing psychotherapy outcomes: A review of clinical significance, reliable change, and recommendations for future directions. Journal of Personality Assessment, 82, 50–59.

[1] $RC = 1{,}96 \times sd \times \sqrt{2(1 - r_{tt})}$

[2] $cut - off = \dfrac{sd_{norm} \times M_{klin} + sd_{klin} \times M_{norm}}{sd_{norm} + sd_{klin}}$

PS: Eine Validierungsstudie in Bezug auf den FPV-33 wird zur Publikation vorbereitet. Die Ergebnisse rechtfertigen eine Nutzung des Instrumentes im oben dargestellten Sinne.

10. Nachbereitungsbogen für die Psychotherapiesitzung vom ....

1. Die wichtigsten Themen diese Stunde waren:

a) ....

b) ....

c) ....

2. Welche Einsicht/Erkenntnis habe ich heute gewonnen?

....

....

....

3. Was will ich mir besonders merken?

....

....

....

4. Was habe ich mir vorgenommen, wie ich mich verhalten will?

....

....

....

5. Folgende Aufgaben haben wir besprochen:

a) ....

b) ....

c) ....

d) ....

6. Themen, die nicht angesprochen wurden, obwohl sie wichtig gewesen wären.

....

....

....

7. In der nächsten Sitzung am .... um .... möchte ich folgende Themen ansprechen:

....

....

....

11. STEP SV-SR – Stundenbogen für den Supervisor/die Supervisorin (© G. Zarbock)

Name/Code:______________________ Datum:__________________

Name des superv. Therapeuten (Chiffre):________________________________

Patientenchiffre:____________________ lfd. Std. der Therapie:________

Diagnose:______________________

Bitte lesen Sie die folgenden Aussagen und beurteilen Sie jeweils, in welchem Maße Sie die heutige Sitzung in der angegebenen Art erlebt haben.
Kreuzen Sie dazu jeweils die Antwortkategorie an, die Ihrer persönlichen Meinung am besten entspricht (1 = stimmt überhaupt nicht...bis...7 = stimmt ganz genau).

	Diese Aussage...	stimmt überhaupt nicht ↓						stimmt ganz genau ↓
01	Im heutigen Gespräch erschienen dem Therapeuten/der Therapeutin einige seiner/ihrer Schwierigkeiten mit dem Patienten/der Patientin in der Therapie in einem neuen Licht............	1	2	3	4	5	6	7
02	Heute hat der Therapeut/die Therapeutin praktische Hinweise zur Bewältigung seiner/ihrer Schwierigkeiten mit dem Patienten/der Patientin in der Therapie erhalten..	1	2	3	4	5	6	7
03	Der Therapeut konnte heute sehr gut verstehen, was ich meinte........	1	2	3	4	5	6	7
04	In der heutigen Sitzung hat der Therapeut/die Therapeutin mehr Einsicht in sein/ihr Verhalten und seine/ihre Reaktionen als Therapeut/Therapeutin erhalten..	1	2	3	4	5	6	7
05	Der Therapeut/die Therapeutin hat heute alternative Behandlungsmöglichkeiten kennen gelernt...	1	2	3	4	5	6	7
06	Der Therapeut/die Therapeutin hat heute von mir Hilfe und Unterstützung bekommen...	1	2	3	4	5	6	7
07	Heute ist dem Therapeuten/der Therapeutin klarer geworden, was genau er/sie in der Therapie tun will..	1	2	3	4	5	6	7
08	Das, was der Therapeut/die Therapeutin heute erfahren hat, wird ihm/ihr in Zukunft eine Hilfe sein, mit meinen Schwierigkeiten mit dem Patienten/der Patientin in der Therapie besser umgehen zu können...	1	2	3	4	5	6	7
09	Heute gelang es dem Therapeuten/der Therapeutin, den Patienten/die Patientin bzw. den Therapieprozess differenzierter zu sehen..	1	2	3	4	5	6	7
10	Der Therapeut/die Therapeutin fühlte sich heute von mir verstanden...	1	2	3	4	5	6	7
11	Der Therapeut/die Therapeutin konnte heute den Patienten/die Patientin bzw. den Therapieprozess von einer neuen Warte sehen..	1	2	3	4	5	6	7
12	Was der Therapeut/die Therapeutin heute gelernt hat, wird ihm/ihr auch in weiteren Therapiesitzungen helfen, sich produktiver zu verhalten...	1	2	3	4	5	6	7

12. STEP SV-TH – Stundenbogen für den supervidierten Therapeuten (© G. Zarbock)

Name/Code:____________________________ Datum:________________________

Patientenchiffre:__________________________ lfd. Std. der Therapie:___________

ICD-10-Diagnose(n): _______________________

Bitte lesen Sie die folgenden Aussagen und beurteilen Sie jeweils, in welchem Maße Sie die heutige Sitzung in der angegebenen Art erlebt haben.
Kreuzen Sie dazu jeweils die Antwortkategorie an, die Ihrer persönlichen Meinung am besten entspricht (1 = stimmt überhaupt nicht...bis...7 = stimmt ganz genau).

	Diese Aussage...	stimmt überhaupt nicht ↓						stimmt ganz genau ↓
01	Im heutigen Gespräch erschienen mir einige meiner Schwierigkeiten mit dem Patienten/der Patientin in der Therapie in einem neuen Licht........	1	2	3	4	5	6	7
02	Heute habe ich praktische Hinweise zur Bewältigung meiner Schwierigkeiten mit dem Patienten/der Patientin in der Therapie erhalten.....	1	2	3	4	5	6	7
03	Ich habe heute sehr gut verstanden, was mein Supervisor/meine Supervisorin meinte........	1	2	3	4	5	6	7
04	In der heutigen Sitzung habe ich mehr Einsicht in mein Verhalten und meine Reaktionen als Therapeut/Therapeutin erhalten........	1	2	3	4	5	6	7
05	Ich habe heute alternative Behandlungsmöglichkeiten kennengelernt........	1	2	3	4	5	6	7
06	Ich habe heute von dem Supervisor/der Supervisorin Hilfe und Unterstützung bekommen........	1	2	3	4	5	6	7
07	Heute ist mir klarer geworden, was genau ich in der Therapie tun will........	1	2	3	4	5	6	7
08	Das, was ich heute erfahren habe, wird mir in Zukunft eine Hilfe sein, mit meinen Schwierigkeiten mit dem Patienten/der Patientin in der Therapie besser umgehen zu können........	1	2	3	4	5	6	7
09	Heute gelang es mir, den Patienten/die Patientin bzw. den Therapieprozess differenzierter zu sehen........	1	2	3	4	5	6	7
10	Ich fühlte mich heute vom Supervisor/von der Supervisorin verstanden........	1	2	3	4	5	6	7
11	Ich konnte heute den Patienten/die Patientin bzw. den Therapieprozess von einer neuen Warte sehen........	1	2	3	4	5	6	7
12	Was ich heute gelernt habe, wird mir auch in weiteren Therapiesitzungen helfen, mich produktiver zu verhalten........	1	2	3	4	5	6	7

13. STEP-SV: Auswertungshinweise

Auswertung:
Das Auswertungsprozedere des STEP SV ist für beide Formen (Ausfertigung für Supervisor bzw. Therapeut) identisch.
Der Gesamtwert wird ermittelt, indem man die Antwortwerte aller Fragen addiert und durch die Anzahl aller Antworten dividiert.
Die Werte der 3 Subskalen *Klärung, Problembewältigung* und *Beziehung,* welche verschiedene Perspektiven der Supervision abbilden, werden berechnet, indem die Antwortwerte der zugehörigen Items addiert und durch die Anzahl der jeweiligen Items dividiert werden.
Für die Perspektive *Klärung* werden die Items 1, 4, 7, 9 und 11 addiert und durch 5 dividiert.
Für die Perspektive *Problemlösen* werden die Items 2, 5, 8 und 12 addiert und durch 4 dividiert.
Für die Perspektive *Beziehung* werden die Items 3, 6, und 10 addiert und durch 3 dividiert.

Die STEP-SV-Tabelle zeigt Mittelwerte und Standardabweichung für Gesamtwert und Subskalen aus einer Studie, an welcher Supervisoren und Psychotherapeuten in Ausbildung teilnahmen (Zarbock, G., Drews, M., Bodansky, A. & Dahme, B. (2009). The evaluation of supervision: Construction of brief questionnaires for the supervisor and supervisee. Psychotherapy Research, 19:2, 194-204).

STEP-SV-Tabelle		
Skala	**Supervisand (N=90) MW/sd**	**Supervisor (N=37) MW/sd**
Klärung	5.3/1.00	4.87/.98
Problembewältigung	5.53/.87	5.12/.87
Beziehung	6.18/.80	5.69/.82
Gesamt	5.59/.76	5.17/.71

14. Biographisch-Systemische Verhaltenstherapie Adhärenzskala (BSVTA)

Datum:__________ Rater/in: ____________ Stunde: ________

Therapiedauer: KZT (25) / LZT (45) / LZT (60) / LZT (80)

A. Patientendaten

Alter: ______ Geschlecht: m / w Arbeitunfähigkeit: nein / ja seit: ________

Hauptdiagnose:____

Persönlichkeitsakzentuierung/-störung:________________________

B. Therapeutendaten

Alter: ______ Geschlecht: m / w Ausbildungsdauer (Mon.):________________

Geschriebene Erstanträge:__________________

C. Durchführung

Bitte bearbeiten Sie zuerst den Adhärenzteil der vorliegenden Skala gemäß den drei Beobachtungsintervallen.
D. h. nach jedem <u>Drittel der Bandlaufzeit</u> bitte eine kurze Pause machen und „0 für nicht beobachtbar“ oder „1 für beobachtbar“ ankreuzen.
Nachdem Sie das gesamte Videoband gesehen haben, kreuzen Sie den Skalenwert (1 – 6) an, der Ihrer Meinung nach die gezeigte <u>Qualität</u> des entsprechenden Iteminhaltes am genausten ausdrückt.

D. Beispiel

Th. wirkt interessiert, zugewandt und engagiert.	1	2 (X)	3	4	5	6
	0	1 (X)	0 (X)	1	0	1 (X)

Kompetenz: 1: sehr gut 2: gut 3: befriedigend 4: ausreichend 5: mangelhaft 6: ungenügend

Adhärenz: 0: im jeweiligen Drittel nicht beobachtbar 1: im jeweiligen Drittel beobachtbar

Bedeutung:

Die therapeutischen Verhaltensweisen Interesse, Zugewandtheit und Engagement waren im ersten und dritten Therapieabschnitt zu beobachten, im zweiten Beobachtungsintervall nicht. **(Adhärenz)**

Die Markierung bei der 2 drückt den Qualitätsgrad der beobachtbaren Verhaltensweisen als Summe der 3 Einzelfaktoren (interessiert, zugewandt, engagiert) aus. **(Kompetenz)**

BSVT Adhärenz Checkliste

Qualitätsskala: 1: sehr gut 2: gut 3: befriedigend 4: ausreichend 5: mangelhaft 6: ungenügend

Adhärenzskala: 0: im jew. Drittel nicht beobachtbar/ 1: im jew. Drittel beobachtbar

1. Therapeut-Patienten-Beziehung

1.1. Th. wirkt freundlich, partnerschaftlich und wertschätzend, akzeptiert den Patienten als Person	1	2	3	4	5	6
	0	1	0	1	0	1
1.2. Th. fühlt sich in Erleben und Wertesystem des Patienten ein, nutzt Validierungsstrategien (holt den Patienten dort ab, wo er steht)	1	2	3	4	5	6
	0	1	0	1	0	1
1.3. Th. wirkt kompetent, als Experte, und vermittelt Vertrauen in die Therapie	1	2	3	4	5	6
	0	1	0	1	0	1
1.4. Th. vermittelt Modelle, Annahmen, Informationen in einer für den Patienten verständlichen Art und Weise	1	2	3	4	5	6
	0	1	0	1	0	1
1.5. Th. ist fürsorglich, stützt, hilft bei der Lebensbewältigung des Patienten	1	2	3	4	5	6
	0	1	0	1	0	1
1.6. Th. wählt eine angemessene Sprache und Aufteilung der Redeanteile	1	2	3	4	5	6
	0	1	0	1	0	1
1.7. Th. verhandelt mit dem Patienten Rechte, Pflichten, Regeln sowie das konkrete therapeutische Vorgehen	1	2	3	4	5	6
	0	1	0	1	0	1

2. Sitzungs-/Therapiestruktur

2.1. Th. stellt zu Beginn Tagesordnung auf oder vereinbart gemeinsam Sitzungsfokus oder Sitzungsziele	1	2	3	4	5	6
	0	1	0	1	0	1
2.3. Th. knüpft an vorausgegangene Sitzung(en) an	1	2	3	4	5	6
	0	1	0	1	0	1
2.4. Th. wählt angemessenes Tempo, richtet sich geduldig nach dem Prozess und den Bedürfnissen, falls indiziert, führt und strukturiert den Patienten	1	2	3	4	5	6
	0	1	0	1	0	1
2.5. Th. berücksichtigt aktuelle Phase d. Therapie. Beginn (Psychoedukation, Konsensfindung), Mitte (aktive Zielerreichung), Ende (Bilanz, Selbsthilfe, Rückfallprophylaxe), ggf. Krisenintervention	1	2	3	4	5	6
	0	1	0	1	0	1
2.6. Th. bespricht die letzten Hausaufgaben und gibt kommende Hausaufgaben	1	2	3	4	5	6
	0	1	0	1	0	1

3. Motivationsarbeit						
3.1. Th. gibt motivierende Rückmeldungen bzgl. des Therapieverlaufes und betont (Teil-) Fortschritte	1	2	3	4	5	6
	0	1	0	1	0	1
3.2. Th. benennt und nutzt die Ressourcen des Patienten. Therapeut bemerkt, markiert Positives im Leben des Patienten, lobt den Patienten	1	2	3	4	5	6
	0	1	0	1	0	1
3.3. Th. bespricht die Vor- und Nachteile der Beschwerden und der Beschwerdefreiheit	1	2	3	4	5	6
	0	1	0	1	0	1
3.4. Zweifel, Vorfälle, Widerstände oder Bedenken werden respektvoll exploriert und analysiert	1	2	3	4	5	6
	0	1	0	1	0	1
3.5. Th. erkundigt sich nach aktueller Therapiemotivation, Ziel- und Methodenkonsens, nach aktuellen Problemen des Vorgehens	1	2	3	4	5	6
	0	1	0	1	0	1

4. Arbeit am Hintergrund						
4.1. Th. bearbeitet Schemata, Grundannahmen, Regeln und Pläne	1	2	3	4	5	6
	0	1	0	1	0	1
4.2. Th. bearbeitet Traumata, Entwicklungsdefizite und Konflikte, Copingstrategien und persönliche Vulnerabilitäten	1	2	3	4	5	6
	0	1	0	1	0	1
4.3. Th. erarbeitet das systemische Umfeld der Beschwerden (Beruf, Beziehungen, Familie, Soziales und Hobbys)	1	2	3	4	5	6
	0	1	0	1	0	1
4.4. Th. bespricht internale und externale Funktionalitäten des Symptoms	1	2	3	4	5	6
	0	1	0	1	0	1
4.5. Th. vermittelt (fortlaufend) das Störungsmodell, verknüpft aktuelles Erleben mit Biografischem, benennt Schlüsselerlebnisse	1	2	3	4	5	6
	0	1	0	1	0	1

5. Arbeit am Symptom						
5.1. Th. erarbeitet gemeinsam mit dem Patienten eine Exploration/Mikroanalyse (SORKC, 4-Ebenen) von Problemverhalten	1	2	3	4	5	6
	0	1	0	1	0	1
5.2. Th. leitet Übungen zur Verhaltensänderung an: (Selbst-) Exposition, Aktivitätsaufbau, Kompetenztraining, Symptom-Management, Problemlösen, Ressourcenaktivierung, Verhaltensexperimente	1	2	3	4	5	6
	0	1	0	1	0	1
5.3. Th. unternimmt Übungen zur kognitiven Um- und Restrukturierung, bearbeitet automatische Gedanken, nutzt geleitetes Entdecken und sokratischen Dialog	1	2	3	4	5	6
	0	1	0	1	0	1
5.4. Th. leitet zur Emotionsregulation und -verarbeitung (z.B. Imaginationsübungen, Rollenspiele) an (aktueller oder biografischer Fokus möglich)	1	2	3	4	5	6
	0	1	0	1	0	1
5.5. Th. bietet Übungen zur Achtsamkeit, Spannungsregulation an	1	2	3	4	5	6
	0	1	0	1	0	1

E. Bitte nach Bearbeitung der BSVT Checkliste

Angenommen, eine Ihnen sehr wichtige Person möchte Psychotherapie in Anspruch nehmen, würden Sie ganz generell diese Therapeutin/diesen Therapeuten empfehlen?

auf jeden Fall	ja	eher ja	eher nein	nein	auf keinen Fall
1	2	3	4	5	6

F. Sonstige Bemerkungen:

15. Checkliste zum „Bericht an den Gutachter"

(unter Verwendung von Vorlagen von G. Greve, S. Stender, B. Ubben und G. Zarbock, überarbeitet von K. Armour & G. Zarbock)

Erst- oder Fortführungsantrag VT3a

1. Angaben zur spontan berichteten und erfragten Symptomatik

	Erfüllt?
Wird der Patient hinsichtlich Alter, Beruf, Aussehen und Auftreten beschrieben?	
Kommt der Patient aus eigenem Antrieb zur Erstkonsultation?	
Wird ein Begleiter des Patienten genannt? Werden beobachtbare Interaktionen beschrieben?	
Wird deutlich, worunter der Patient subjektiv leidet? (wörtliche Zitate?)	
Werden Angaben über Dauer, Intensität, Frequenz und Erkrankungsdauer gemacht?	
Werden weitere Problembereiche genannt?	
Besteht eine Indikation für VT?	
Hat der Patient eigene Veränderungswünsche?	
Werden Vorbehandlungen genannt?	

⇨

2. Lebensgeschichtliche Entwicklung des Patienten und Krankheitsanamnese

	Erfüllt?
Wird die psychische, körperliche und soziale Entwicklung kurz dargestellt? (erkrankungsrelevante entwicklungsphysiologische und entwicklungspsychologische Ereignisse, z.B. kritische Lebensereignisse, Traumata, Entwicklungsverzögerungen, psychosexuelle Entwicklung etc.)	
Ist die innerfamiliäre Einbettung zu erkennen? (Wunschkind, Geschwisterkonstellation, Familiendynamik und -klima...)	
Werden die Bezugspersonen ausreichend beschrieben? (Charakter, Wertvorstellungen, Beziehung zum Pat., Erwartungen an Pat., eigene Erkrankungen, Ehekonflikte...)	
Wird die Entwicklung, die zur Symptomatik geführt hat, deutlich? z.B. Frustration der Grundbedürfnisse	
Wird mitgeteilt, wann und wo erstmals die Symptomatik bemerkt wurde?	
Wird die Krankheitsanamnese erfasst? (Verlauf, Vorbehandlungen, Erstmanifestation)	
Wird deutlich, wie die aktuelle Lebenssituation die Symptomatik beeinflusst? (Beruf, soziale Einbindung, familiäre Situation...)	

3. Psychischer Befund zum Zeitpunkt der Antragsstellung

	Erfüllt?
Wird der Patient hinsichtlich seines äußeren Erscheinungsbildes und Interaktionsstils beschrieben?	
Lässt sich der Patient auf das therapeutische Setting ein?	
Wird ein psychopathologischer Befund differenziert und auch auf die Symptomatik bezogen dargestellt?	
Werden die relevanten Testbefunde interpretiert?	

4. Somatischer Befund bzw. Konsiliarbericht

	Erfüllt?
Wird ein körperlicher Befund mitgeteilt, der für die Störung relevant ist? (Ist eine ausreichende pädiatrische Abklärung erfolgt?)	
Wird eine psychiatrische oder internistische Begleitbehandlung erwähnt, bzw. empfohlen? (u.a. bei Anorexie/Bulimie)	
Wird die Medikation inkl. Dosierung erwähnt bzw. wird explizit erwähnt, dass keine Medikation genommen wird? (Ablehnungsgründe)	
Ist ein evtl. Substanzmissbrauch erfasst worden?	
Liegt der Konsiliarbericht inkl Patienten-Chiffre und Unterschrift sowie Stempel des Arztes vor?	

5. Verhaltensanalyse

	Erfüllt?
Wird die Symptomatik bzgl. Hierarchie, aktueller Ausprägung, typischer Auslösebedingungen sowie Konsequenzen beschrieben?	
Wurde im SORCK-Modell die richtige Reihenfolge in der Darstellung der Verhaltensebenen (phys., emot., kogn., mot.) und der Konsequenzen (1. kurzfristige K. C-/, dann C+, 2. langfristige K. C-, dann C+/) eingehalten?	
Wurde ausreichend herausgearbeitet, ob das Verhalten von Bezugspersonen (Partnerschaft, Familie, Beruf) störungsrelevant ist?	
Werden in den Entstehungsbedingungen Risikofaktoren i.S. einer Vulnerabilität dargestellt? (z.B. frühe Frustrationen von Grundbedürfnissen, Traumatisierungen, Verhaltensdefizite und -exzesse, dyfunktionale kognitive Schemata und Copingstile, genetische und bio-psychosoziale Prädispositionen, dysfunktionale Familienstrukturen sowie die Bewältigung bzw. Nicht-Bewältigung von Schwellensituationen)	
Werden die Erstauftrittsbedingungen als Vulnerabilitäts-Belastungs-Interaktion dargestellt? Werden in dem Zusammenhang die nicht-bewältigten Entwicklungsaufgaben bzw. belastenden Lebensereignisse genannt?	
Bei chronischem Verlauf ohne abgrenzbaren Störungsbeginn: Werden Hypothesen zu den Vulnerabilitäten und den auslösenden Belastungen aufgestellt?	

	Erfüllt?
Sind die aufrechterhaltenden Bedingungen gegliedert in - noch wirksame Entstehungsbedingungen - noch wirksame Erstauftrittsbedingungen - aktuell aufrechterhaltende Teufelskreise - internale und interaktionelle Funktionalitäten - störungsverstärkende aktuelle Konflikte, Belastungen und Auslöser?	
Sind zentrale Vermeidungsmuster i.S. negativer Verstärkungen dargestellt?	
Sind der Leidensdruck (= subjektives Erleben) und der Krankheitsverlust (= "objektive", negative Auswirkungen der Symptome) dargestellt?	
Sind Verhaltensaktiva/Ressourcen des Patienten und seines Umfeldes benannt worden?	

6. Diagnose zum Zeitpunkt der Antragstellung

	Erfüllt?
Passt die Diagnose zu den geschilderten Befunden unter Pkt. 1 und Pkt. 3?	
Passt die Diagnose zur Verhaltensanalyse?	
Stimmen die Diagnosen von Psychotherapeut, Arzt und ggf. Klinik überein? Wenn nicht: Nimmt der Psychotherapeut dazu differentialdiagnostisch Stellung?	
Wurden die Diagnosen nach dem ICD-10 gestellt?	
Wurden die ICD-10-Diagnosen mit G (=gesichert), V (=Verdacht) oder Z.n. (= Zustand nach) gekennzeichnet?	

7. Therapieziele und Prognose

	Erfüllt?
Werden sowohl die Therapieziele des Patienten ("Anliegen") als auch die des Therapeuten dargestellt?	
Werden Therapieziele formuliert, die sich aus der Verhaltensanalyse/dem Störungsmodell ergeben?	
Werden ggf. notwendige Ziele für die Einbeziehung der Bezugspersonen genannt?	

	Erfüllt?
Werden die Therapieziele konkret formuliert und operationalisiert?	
Sind die Therapieziele realistisch erreichbar?	
Wird eine hinreichend plausible Prognose gestellt und begründet?	

8. Behandlungsplan

	Erfüllt?
Ist eine therapeutische Strategie erkennbar, d.h. die Planung der systematischen Abfolge der Interventionen zur Zielerreichung?	
Wird die Reihenfolge der geplanten Interventionen begründet und die geplanten Auswirkungen auf den Pat. erklärt?	
Wird zwischen Arbeit am Symptom und Arbeit am Hintergrund differenziert und die Entscheidung für die gewählte Reihenfolge begründet?	
Sind den einzelnen Therapiezielen adäquate Methoden zugeordnet?	
Werden störungsspezifische Methoden bzw. Manuale berücksichtigt?	
Ist im Behandlungsplan der individuelle Patient erkennbar?	
Werden die Gestaltung der Therapeut-Patient-Beziehung und die Motivationsförderung reflektiert?	
Wird ggf. nachvollziehbar begründet, wann und in welchem Umfang die Bezugspersonen in die Behandlung einbezogen werden sollen?	
Wurde der Punkt "Rückfallprophylaxe" in den Plan einbezogen?	
Ist das Ausschleichen bzw. die Compliance mit der Medikation in Kooperation mit dem behandelnden Arzt geplant worden?	
Wird an die Möglichkeit außertherapeutischer Hilfen gedacht?	
Wurde ausreichend begründet, warum KZT (25) bzw. LZT (45) beantragt wird?	
Wurde ggf. die Umwandlung von Einzeltherapiesitzungen in Gruppensitzungen mitbeantragt?	
Wurden explizit mehrstündige Expositionssitzungen beantragt, falls diese geplant sind?	

9. Strukturelle Aspekte

	Erfüllt?
Ist der Umfang des Berichtes akzeptabel (3 - 4 Seiten)?	
Steht auf der ersten Seite: Bericht an den Gutachter, VT3a Antrag und die Pat.-Chiffre-Nr.?	
Steht die Pat.-Chiffre-Nr. auf jeder Seite in der Kopfzeile?	
Stehen am Ende des Berichtes (in dieser Reihenfolge) die Namen des Therapeuten, der Ambulanzleiterin und des Supervisors mit ausreichend Platz für die Unterschriften sowie das Datum?	
Sind alle Formblätter ausgefüllt und unterschrieben (Angaben des Pat., Angaben des Therapeuten, Angaben zum Bericht an den Gutachter, Konsiliarbericht, gelber Umschlag)?	
Sind ggf. ergänzende Berichte anonymisiert und beigefügt?	
Wurde der Bericht auf Grammatik-, Rechtschreib- und Flüchtigkeitsfehler überprüft?	

10. Bericht zum Fortführungsantrag VT3b

	Erfüllt?
Sind ggf. Ergänzungen zu den Punkten 1 - 3 und 5 des Erstantrages erfolgt? (z.B. differential-diagnostische Erwägungen bzw. neue Symptome, zwischenzeitliche Klinikaufenthalte)	
Wird der aktuelle Stand/Ausprägungsgrad der Symptomatik dargestellt?	
Sind die bis dahin durchgeführten Interventionen und ihre Erfolge beschrieben?	
Wird das nun geplante Vorgehen aus der Verhaltensanalyse und dem Therapieverlauf hergeleitet?	
Werden für den geplanten Behandlungsabschnitt Ziele, Methoden und Strategien genannt?	
Wird die Prognose erneut reflektiert?	
Werden auf dem Formblatt Name und Adresse des Gutachters sowie Datum des Anerkennungsbescheides korrekt angegeben?	

11. Ergänzungsbericht VT3c

	Erfüllt?
Ist ein aktueller Fortführungsbericht geschrieben worden (Vgl. Pkt.10.)	
Wird dargestellt, welche besonderen Ereignisse aus Sicht des Therapeuten eine Weiterbehandlung sinnvoll machen?	
Wird hinreichend dargestellt, welche Erwartungen bzw. Ziele der Pat. an die Abschlussphase der Behandlung hat?	
Wird die Prognose erneut reflektiert? Sind ausreichende Selbsthilfepotentiale beim Pat. vorhanden?	
Wird reflektiert, welches Stundenkontingent, welche Behandlungsfrequenz und -dauer für erforderlich gehalten werden?	

16. Supervisorenbogen (Fallgedächtnis-stütze) zur Fallbegleitung

1. **Name des Ausbildungskandidaten/Jg:**
....

2. **Notfallerreichbarkeit Handy:** ....

3. **E-Mail:** ....

4. **Laufende Fallnr. in Bezug auf die Ausbildungsfälle überhaupt:** ....

5. **Diagnosen** (cave psychopathologische Hierarchisierung!):
....

6. **Chiffre/Geschlecht:** ....

7. **Akute Selbst- (Suizidalität) oder Fremdgefährdung?** Akute Bedrohungssituation des Patienten als Opfer?

8. **Besondere medizinische Problematiken?** (z. B. chronische Erkrankungen, Erkrankungen mit Entgleisungsrisiko wie Diabetes, Asthma, allergische Schockzustände oder ausgeprägte Herz-Kreislauf-Erkrankungen, schwere Psychopathologie, Selbstverletzung, Psychosen)

9. **Aktuelle Medikation** (Auch Medikation wg. organischer Erkrankung. Hierbei sind mögliche Nebenwirkungen auf die Psyche bei Medikamenten wie Betablockern, Kortison etc. zu berücksichtigen. Bei psychotropen Medikationen sind das Medikament, die Dosierung, die Indikation und der verschreibende Arzt anzugeben). Beachten Sie bitte, dass Indikation, Kontraindikation, Unter- Über oder Fehldosierung von psychotropen Medikamenten im Rahmen einer Psychotherapie mit abgeklärt und in Kooperation mit dem verschreibenden Arzt ggf. auch modifiziert werden kann und sollte.

10. Verkürztes Störungsmodell: Hypothesen, die Problembereiche mit der symptomatischen Störung in Verbindung bringen (z. B. Selbstwertinstabilität, psychosoziale Defizite, Einsamkeit als Problembereiche mit den entsprechenden Symptombereichen wie Zwängen, Panikattacken, depressive Stimmungen)

11. Hauptziele (Aufbau-, Abbau-, Akzeptanz- und Erhaltungsziele)

- Symptombereich:

- Hintergrundbereich (Grundannahmen, Kompetenzen, partnerschaftliches und psychosoziales Umfeld):

- Beziehungsgestaltung in der Therapie:

Do´s:

Dont´s:

- Motivationsgestaltung (Förderung, aktuelle oder erwartbare Widerstände?):

- Für KJ: Ziele für Familie, Schule, Bezugsgruppen:

12. Bemerkungen, Verlauf (mit Stundenangabe):

Stichwortverzeichnis

A

B

C

D

E

F

G

H

I

K

L

M

N

P

Q

R

S

T

U

V

W

Z